La
majorité oubliée

Guide sur les questions de toxicomanie à l'intention des conseillers qui travaillent auprès des femmes

ARF Addiction Research Foundation · Fondation de la recherche sur la toxicomanie

)))))) stratégie canadienne antidrogue

Fondation de la recherche sur la toxicomanie
33 rue Russell
Toronto ON M4S 2S1
Available in English

Données de catalogage avant publication (Canada)
Vedette principale au titre:

La majorité oubliée : Guide sur les questions de toxicomanie à l'intention des conseillers qui
travaillent auprès des femmes

Traduction de: The hidden majority.
ISBN 0-88868-270-0

1. Femmes et alcool   2. Femmes et autres drogues
3. Traitement de l'alcoolisme   4. Traitement de la
toxicomanie   5. Intervention auprès des femmes.
I. Ontario.   Fondation de la recherche sur la
toxicomanie.

HV4999. W66 1996   362.29'082   C96-931008-0

Équipe chargée du projet

Margaret Canale   Coordonnatrice du projet, chercheuse et rédactrice
         Fondation de la recherche sur la toxicomanie,
         Toronto, Ontario

Manuella Adrian   Fondation de la recherche sur la toxicomanie,
         Toronto, Ontario

Pearl Bader   Fondation de la recherche sur la toxicomanie,
         Toronto, Ontario

Julia Greenbaum   Fondation de la recherche sur la toxicomanie,
         Toronto, Ontario

Kristine Hollenberg Fondation de la recherche sur la toxicomanie,
         London, Ontario

Eva Ingber   Fondation de la recherche sur la toxicomanie,
         Toronto, Ontario

Meral Kesebi   Fondation de la recherche sur la toxicomanie,
         Toronto, Ontario

Kathy Kilburn   Fondation de la recherche sur la toxicomanie,
         North Bay, Ontario

Lise Nolet   Fondation de la recherche sur la toxicomanie,
         Toronto, Ontario

Wendy Reynolds   *Action on Women's Addictions — Research and*
         Education (AWARE), Kingston, Ontario

Susan Roxborough Fondation de la recherche sur la toxicomanie,
         Toronto, Ontario

Cindy Smythe   Fondation de la recherche sur la toxicomanie,
         London, Ontario

Jackolyn Thomas   *Harambee Centres Canada*, Toronto, Ontario

Gwenne Woodward Hôpital Credit Valley, Mississauga, Ontario

Virginia Carver   Chef de projet
         Fondation de la recherche sur la toxicomanie,
         Ottawa, Ontario

Susan Harrison   Chef de projet
         Fondation de la recherche sur la toxicomanie,
         région de l'Est, Ontario

La production de ce guide a été financée en partie par l'entremise du Programme de soutien communautaire de la Stratégie canadienne antidrogue de Santé Canada. Nous aimerions remercier le personnel du programme, qui a reconnu l'importance et la nécessité de créer une ressource sur l'usage d'alcool et d'autres drogues chez les femmes. Les opinions mises de l'avant dans ce document sont celles des membres de l'équipe chargée du projet et ne reflètent pas nécessairement le point de vue de Santé Canada.

Remerciements

L'équipe chargée du projet aimerait remercier les nombreuses personnes qui ont participé à l'élaboration du guide. Nous apprécions le temps et l'effort qu'elles ont consacrés à la révision du guide et les commentaires qu'elles ont fournis. Nous aimerions également remercier Kim Bell pour son aide administrative lorsqu'est venu le temps de dresser les listes de ressources.

Réviseurs du guide

Beverley Abbott	Commission albertaine contre l'alcool et les toxicomanies, Edmonton, Alberta
Janet Amos	*Family Services of Greater Vancouver*, New Westminster, Colombie-Britannique
Denise Annett	Santé Canada, Ottawa, Ontario
Christine Bois	Fondation de la recherche sur la toxicomanie, région de l'Est, Ontario
Madeline Boscoe	*Women's Health Clinic*, Winnipeg, Manitoba
Lorraine Chapman	*Hamilton Women's Detox*, Hamilton, Ontario
Michael DeVillaer	Fondation de la recherche sur la toxicomanie, Hamilton, Ontario
Sandi Harmer	Centre pour femmes toxicomanes Amethyst, Ottawa, Ontario
Marilyn Harry	*Northern Territories Status of Women Council & Northwest Addiction Services*, Yellowknife, Territoires du Nord-Ouest
Pearl Isaac	Fondation de la recherche sur la toxicomanie, Toronto, Ontario
Bonnie Johnson	Fédération pour le planning des naissances du Canada, Ottawa, Ontario
Meldon Kahan	Fondation de la recherche sur la toxicomanie, Toronto, Ontario
Stephen Kennedy	Services d'évaluation en toxicomanie d'Ottawa-Carleton, Ottawa, Ontario
Cathy Mattern	Bureau pour la santé des femmes, Santé Canada, Ottawa, Canada
Sheri McConnell	*Saskatoon Mental Health Clinic and Gay & Lesbian Health Services*, Saskatoon, Saskatchewan
Louise Nadeau	Université de Montréal, Outremont, Québec
Nancy Poole	Ministère de la Santé de la Colombie-Britannique, Victoria, Colombie-Britannique
Robin Room	Fondation de la recherche sur la toxicomanie, Toronto, Ontario
Helen Ross	Fondation de la recherche sur la toxicomanie, Toronto, Ontario
Wayne Skinner	Fondation de la recherche sur la toxicomanie, Toronto, Ontario
Larry Sobol	Fondation de la recherche sur la toxicomanie, Pembroke, Ontario
Trudy Watts	*Pictou County Women's Centre and Tatamagouche Adult Education Centre*, Scotsburn, Nouvelle-Écosse

Table des matières

Au sujet du guide

Chez les femmes, l'alcool et les autres drogues s'inscrivent dans un contexte social bien particulier, résultat de leur socialisation et de la place qu'elles occupent au sein de la société canadienne. Le contexte social dicte les raisons pour lesquelles les femmes consomment des drogues et contractent des problèmes connexes. De même, il dicte le genre et la quantité de drogues qu'elles consomment. Enfin, ce même contexte détermine les forces sur lesquelles les femmes peuvent s'appuyer pour éviter les problèmes ou y faire face, les obstacles auxquels elle se heurteront si elles tentent d'obtenir de l'aide extérieure, et le succès qu'elles obtiennent dans leur lutte contre ces problèmes.

La plupart de nos connaissances sur l'usage d'alcool et d'autres drogues, et sur la façon d'intervenir auprès des personnes qui ont des problèmes de consommation, nous proviennent du vécu des hommes. Elles sont ensuite appliquées aux femmes, sans égard aux différences qui existent entre les deux sexes. Ce guide a pour but de reconnaître ces différences et de les intégrer au processus d'intervention. Il sensibilisera les intervenants au contexte de l'usage d'alcool et de drogues chez les femmes et leur permettra d'intervenir efficacement dans ce domaine.

De quoi traite le guide

Le guide porte sur les questions reliées à l'alcool et aux autres drogues, du point de vue des femmes. On y traite entre autres des sujets suivants :
- les diverses drogues et leurs effets sur les femmes;
- les signes d'une consommation problématique;
- les directives sur l'usage sécuritaire d'alcool et de drogues légales;
- les façons d'intervenir et de diriger la cliente vers les services appropriés;
- les solutions de rechange possibles;
- l'amélioration de la santé des femmes;

5.

À qui s'adresse le guide?

Le guide servira aux personnes qui offrent des services et du soutien directement aux femmes. Il sera utile aux fournisseurs de services sociaux et de
soins de santé, comme les conseillères et les conseillers, les travailleuses et
travailleurs sociaux, les intervenantes en maison d'hébergement, les psychologues, les infirmières et infirmiers, les médecins, les pharmaciens et
pharmaciennes et les autres thérapeutes. Les personnes qui travaillent dans
le domaine de la toxicomanie pourront également y trouver leur compte.

Langage du guide

La langue évolue constamment.

Pour rendre ce que nous voulions exprimer, nous avons tenté de rester
constantes et d'utiliser des termes récents qui s'appliquent à toutes les
femmes et décrivent leur réalité. Nous avons également préparé le glossaire
ci-après pour faire en sorte que nos lecteurs et lectrices comprennent bien
certaines des notions qui figurent tout au long du guide.

Les *malformations congénitales* reliées à l'alcool désignent les caractéristiques qui peuvent se manifester chez les enfants de femmes qui ont
consommé de l'alcool durant la grossesse. Le «syndrome d'alcoolisme
foetal» et les «effets de l'alcoolisme foetal» sont d'autres termes utilisés
pour décrire ces malformations.

Le *soutien complémentaire* fait habituellement référence à l'aide professionnelle que reçoit une femme après son traitement ou toute autre forme
de counseling. La «postcure» ou le «suivi» sont aussi utilisés pour définir
le soutien complémentaire.

Les fournisseurs de services d'aide sont appelés des *intervenants* ou des *conseillers*. Ce terme inclut les conseillères et conseillers, les travailleuses et travailleurs sociaux, les intervenantes en maison d'hébergement, les psychologues, les infirmières et infirmiers, les médecins, les pharmaciens et pharmaciennes et les autres thérapeutes.

La *toxicomanie* signifie une dépendance à l'alcool ou à une autre drogue.

La *violence* fait référence à tous les types de mauvais traitements d'ordre
physique ou sexuel.

Usage d'alcool
et d'autres drogues
chez les femmes

«La réalité des femmes est bien différente de celle des hommes. Il nous faut bien comprendre la trame complexe que forment les diverses expériences des femmes.» (Harrison, 1993)

ASPECTS POSITIFS ET NÉGATIFS DE LA SOCIALISATION DES FEMMES

Les Canadiennes prennent de plus en plus conscience des phénomènes sociaux qui dictent leur vie. Elles reconnaissent les aspects négatifs de leur socialisation, comme la limitation du nombre de leurs choix par rapport aux hommes, le manque de pouvoir et de contrôle sur leur propre vie, la définition restrictive de la valeur de la femme et les effets que cela peut avoir sur l'estime de soi. Elles reconnaissent également les aspects positifs de l'attribution de rôles féminins, comme le développement de qualités qui contribuent à leur bien-être et à leur force intérieure. Le tableau de la page suivante décrit les aspects positifs et négatifs de la socialisation des femmes.

La socialisation peut avoir pour effets négatifs :
- de pousser les femmes à fumer ou à prendre des médicaments pour maintenir leur poids à la baisse;
- d'affecter leur tempérament (dépression) ou de provoquer de l'anxiété, à un point tel qu'il s'agit là des principaux troubles de santé mentale signalés par les femmes ou diagnostiqués chez elles;
- de les pousser à prendre de l'alcool ou d'autres drogues pour faire face aux situations face auxquelles elles se sentent impuissantes;

ASPECTS NÉGATIFS	ASPECTS POSITIFS
Femmes... au service des autres — Les femmes apprennent à : • rechercher et obtenir l'approbation des autres; • plaire aux autres et non à elles-mêmes; • prendre soin des autres, se conformer et s'adapter au détriment de leurs intérêts, autonomie et bonheur.	**Femmes... et sensibilité** — Les femmes sont habituellement capables : • d'empathie; • de coopération; • d'échange; • d'attention envers les autres; • de maternage.
Femmes... et maternage — Les femmes sont élevées de façon à : • satisfaire les besoins des autres avant les leurs; • accorder peu d'importance à leur propre bien-être (par le biais d'activités reliées à la santé, de loisirs, d'intérêts particuliers).	**Femmes... sources de soutien** — Les femmes ont la réputation : • d'être actives au sein de la collectivité; • d'établir des réseaux de soutien entre elles (conseils et soutien émotif, échange de tâches comme la garde des enfants); • de réagir positivement aux politiques sociales axées sur le bien commun.
Femmes... en tant qu'objets — On encourage les femmes à : • être passives; • laisser aux autres le soin de formuler des opinions; • aspirer à la beauté physique extérieure au détriment des réalisations personnelles intérieures.	**Femmes... et action** — Les femmes sont habituellement capables : • de communiquer leurs sentiments; • de puiser à même les forces d'autres femmes (modèles) qui ont transcendé les limites qu'on leur impose; • d'assumer le rôle d'éducatrice
Femmes... et inégalité — On s'attend des femmes qu'elles : • acceptent les inégalités au foyer, en milieu de travail et dans toutes les autres sphères de la vie au Canada; • taisent certains de leurs désirs (choix restreints) sur la façon de mener leur vie; • composent avec les attitudes sociales négatives et les stéréotypes envers les femmes; • s'accoutument aux dangers qui guettent leur sécurité personnelle.	**Femmes... et négociation** — Les femmes utilisent leurs aptitudes à la communication et à l'intervention pour : • représenter la famille à l'extérieur du foyer (p. ex. auprès de professionnels comme les médecins et enseignants); • servir d'intermédiaire entre les divers membres de la famille et entre la famille et les amis; • créer une société plus équitable, juste et chaleureuses.
Femmes... en tant que travailleuses surchargées — On s'attend des femmes qu'elles : • s'occupent du maternage des enfants et des adultes; • assument la plus grande part de l'entretien ménager, même si elles travaillent à l'extérieur du foyer par choix ou par obligation.	**Femmes... et intervention** — Les femmes aiguisent leurs aptitudes à : • gérer de nombreux rôles et responsabilités; • accomplir de nombreuses tâches chaque jour, parfois «sur demande» (p. ex. soins des jeunes enfants).

• de rendre difficile leur participation à des traitements de la toxicomanie en raison de responsabilités comme la garde d'enfants ou
d'autres facteurs (p. ex. incapacité de prendre congé au travail).

La socialisation peut toutefois avoir pour effets positifs de les habiliter à :

    • réduire par elles-mêmes ou cesser complètement leur consomma-
    tion d'alcool ou d'autres drogues, à l'aide de matériel d'initiative
    personnelle ou autres;

    • discuter de leurs expériences, faire preuve de sensibilité et s'en-
    traider au sein d'un groupe.

La socialisation est intimement liée au vécu des femmes. Elle oriente leur
vie et peut les amener à utiliser des stratégies négatives pour composer
avec des problèmes ou des situations déplaisantes. Le présent guide examine les liens entre le contexte de la vie des femmes et leur dépendance à
l'alcool et aux autres drogues.

DROGUES ET CONSÉQUENCES POUR LES FEMMES

Effets des drogues

Les drogues n'ont pas toutes le même effet sur le corps humain. Les stimulants activent l'organisme, alors que les dépresseurs le ralentissent. Les hallucinogènes modifient la façon dont les gens perçoivent ce qui leur arrive.

L'accoutumance, la dépendance et le sevrage sont les termes habituellement utilisés pour décrire la réaction de l'organisme à l'alcool et aux
autres drogues.

    Dépendance psychologique : Lorsqu'une drogue prend une impor-
tance telle dans la vie d'une personne qu'elle dicte ses pensées, ses émotions et ses activités, la consommation de cette substance devient un
besoin compulsif.

    Dépendance physique : Lorsque la présence d'une drogue modifie
les réactions de l'organisme, la consommation de cette drogue devient un
besoin et le fait de cesser subitement d'en prendre produit des symptômes
de sevrage.

Accoutumance : Lorsque l'organisme s'accoutume à une drogue, la personne doit en consommer des quantités de plus en plus grandes pour obtenir l'effet désiré.

Symptômes de sevrage : Lorsqu'une personne cesse de consommer une drogue à laquelle elle a une dépendance physique, elle peut éprouver des malaises variant de légers à très douloureux. Le sevrage peut produire les effets inverses de la drogue. Une personne qui cesse de boire du café, alors qu'elle en buvait quatre tasses par jour pour rester alerte, peut par exemple se sentir extrêmement fatiguée et léthargique.

Le chapitre 6 contient des renseignements détaillés sur l'alcool, les amphétamines, les antidépresseurs, les barbituriques, les benzodiazépines, la caféine, le cannabis, la cocaïne, les hallucinogènes, les opiacés, les drogues à inhaler, les stéroïdes et le tabac.

Médicaments en vente libre

Les médicaments que l'on peut acheter sans ordonnance dans les pharmacies peuvent également avoir des conséquences nocives. De nombreux produits en vente libre (sur les étagères ou derrière le comptoir) contiennent des ingrédients psychotropes, comme de l'alcool ou de la codéine.

Au moment de décider de prendre un médicament en vente libre, les femmes devraient :
- connaître la composition du médicament;
- être conscientes des effets recherchés et des effets secondaires possibles du médicament;
- tenir compte des autres drogues (médicaments, alcool) qu'elles prennent;
- consulter un pharmacien ou un médecin.

Mélange de drogues

Plus le nombre de drogues consommées est élevé, plus celles-ci risquent d'agir l'une sur l'autre et d'entraîner des réactions défavorables. Les risques sont particulièrement élevés chez les personnes âgées, en raison de la façon dont leur organisme absorbe, distribue, métabolise et élimine les drogues.

Le mélange de drogues aux effets semblables augmente leurs effets respectifs. Par exemple, la combinaison d'alcool et de benzodiazépines (contre l'anxiété et l'insomnie) peut entraîner un niveau dangereux de sédation. À l'inverse, le mélange de médicaments à effet contraire peut annuler l'effet des produits que l'on prend.

Certains médicaments (et drogues illégales) sont une combinaison de plusieurs drogues (elles contiennent plusieurs substances différentes). Les femmes qui se soucient des produits qu'elles prennent ou ne sont pas certaines de leur contenu devraient consulter un pharmacien ou un médecin.

Le chapitre 6 renferme de plus amples renseignements sur les diverses drogues et leurs interactions (p. ex. alcool et tabac).

Effets de l'alcool et des autres drogues sur le corps des femmes

Une grande part des travaux de recherche sur le corps humain et ses réactions à l'alcool et aux autres drogues portent sur l'homme, son corps et son expérience. Les renseignements obtenus sont ensuite appliqués à l'ensemble de l'expérience humaine.

L'attention portée au corps de la femme gravite principalement autour de son rôle de reproduction et provient d'un souci envers la santé du foetus et de l'enfant (p. ex. malformations congénitales reliées à l'alcool) et non celle de la femme. Par conséquent, la plupart des renseignements que nous possédons sur les effets de l'alcool et des autres drogues sur le corps de la femme se limitent au domaine de la reproduction.

Bien que l'usage d'alcool et d'autres drogues entraîne de nombreuses réactions similaires chez l'homme et la femme, il produit également des réactions bien différentes. Le corps de la femme se distingue de celui de l'homme de par sa composition (rapport gras/eau), son métabolisme, les hormones qu'il produit, ses cycles mensuels et les étapes de son développement. Il est important de bien comprendre ces différences au moment de prévenir et de traiter l'usage problématique d'alcool ou d'autres drogues chez les femmes.

Il est également important de noter que les effets de l'alcool et des autres drogues sont particulièrement prononcés chez les femmes âgées. À mesure que le corps vieillit, son métabolisme ralentit. Les drogues et l'alcool sont éliminés plus lentement et leurs effets sont plus prononcés.

L'alcool et les autres drogues agissent sur le corps des femmes de la façon suivante :

Composition du corps	Pour s'enivrer, la femme a besoin de moins d'alcool que l'homme. En voici les raisons : • son corps est habituellement plus petit que celui de l'homme; • son corps contient moins d'eau; • la femme métabolise l'alcool moins rapidement que l'homme. *Par conséquent :* • l'alcool est moins dilué dans le corps de la femme que dans celui de l'homme; • la femme ressent plus rapidement les effets de l'alcool (s'enivre plus vite); • le corps de la femme prend plus de temps pour éliminer l'alcool; • la femme présente plus rapidement des symptômes graves et des problèmes reliés à l'alcool (p. ex. cirrhose du foie). Parce qu'il contient plus de gras que celui de l'homme, l'organisme de la femme élimine plus lentement certains médicaments solubles dans le gras, comme les benzodiazépines (p. ex. diazépam [Valium]). Cette réaction est particulièrement prononcée chez les femmes âgées.
Risques pour la santé	Les femmes qui consomment de l'alcool ou font usage d'autres drogues sont plus susceptibles de développer certains troubles de la santé. Par exemple, les fumeuses sont plus vulnérables que les non-fumeuses à l'ostéoporose, au diabète, aux troubles cardiovasculaires, à l'hypertension, aux accidents cérébrovasculaires et aux maladies du coeur. Elles sont également plus susceptibles que les fumeurs de contracter des affections pulmonaires (p. ex. cancer du poumon).

12.

Cycle menstruel	Les femmes réagissent différemment à l'alcool selon qu'elles sont au début, au milieu ou à la fin de leur cycle menstruel. • Les effets de l'alcool varient tout au long du cycle menstruel et le taux d'alcool dans le sang grimpe le plus rapidement à l'étape prémenstruelle. • Les femmes qui essaient de s'abstenir de boire risquent surtout de rechuter avant leurs menstruations, pour soulager ou éliminer les symptômes prémenstruels (p. ex. dépression, irritabilité, nervosité, diminution de l'énergie, troubles du sommeil, pertes de mémoire, maux de tête, douleurs aux jointures).
Appareil reproducteur	La consommation d'alcool et d'autres drogues chez les femmes peut entraîner des problèmes de reproduction. • Les femmes qui boivent de façon excessive ont plus de problèmes gynécologiques (cycles menstruels irréguliers, infertilité, fausses couches, enfants mort-nés, accouchement prématuré) que les femmes qui boivent peu ou modérément et endommagent davantage leur appareil reproducteur (p. ex. arrêt des menstruations ou des ovulations, troubles aux ovaires). • Le cycle menstruel des femmes qui prennent certaines drogues, comme l'héroïne et la cocaïne, est souvent irrégulier; cela peut être dû en partie au mode de vie inhabituel de ces personnes. • Les fumeuses qui prennent la pilule contraceptive sont vulnérables aux accidents cérébrovasculaires, aux crises cardiaques et à d'autres troubles de la circulation. • La ménopause a tendance à se produire un ou deux ans plus tôt chez les fumeuses que chez les non-fumeuses.

13.

Grossesse	La consommation excessive d'alcool ou l'usage d'autres drogues durant la grossesse peut nuire à la femme et au foetus.
	• Les femmes enceintes qui boivent beaucoup courent le risque de faire une fausse couche, d'accoucher prématurément ou de donner naissance à un bébé mort-né. Leur enfant peut également souffrir d'une malformation congénitale reliée à l'alcool (p. ex. déficience intellectuelle, taille ou poids insuffisant, anomalie faciale, cardiopathie congénitale). Le partenaire sexuel d'une femme en état de concevoir peut également mettre le foetus en péril s'il boit de façon excessive, étant donné que **l'alcool** réduit le nombre et la qualité des spermatozoïdes.
	• Les enfants de femmes ayant pris des **benzodiazépines** (p. ex. contre l'anxiété ou l'insomnie) alors qu'elles étaient enceintes peuvent éprouver des symptômes de sevrage à la naissance. Les benzodiazépines sont aussi transmissibles par le lait maternel.
	• Le **cannabis** peut ralentir la croissance du foetus et occasionner chez le nouveau-né de légers symptômes de sevrage.
	• La **cocaïne** (ou crack) peut provoquer le décollement du placenta, ce qui peut causer de graves hémorragies chez la mère et même entraîner la mort du foetus. Elle peut également mener à l'accouchement prématuré, affecter la croissance du foetus et occasionner des problèmes moteurs durant les cinq premières années de la vie de l'enfant.
	• Les femmes **héroïnomanes** s'exposent à de nombreuses complications durant la grossesse et l'accouchement. Leur incidence de fausse couche, d'accouchements par le siège ou par césarienne, ou encore prématuré, est particulièrement élevée. Les femmes qui tentent de se sevrer de l'héroïne durant leur grossesse sont susceptibles d'accoucher d'enfants mort-nés.

Grossesse
suite ...

Enfin, les enfants qui naissent de mères héroïnomanes sont plus petits que la moyenne, présentent souvent des infections graves et des symptômes de sevrage et ont un taux de mortalité élevé.

• La consommation de **LSD** durant la grossesse augmente les risques de fausse couche.

• L'usage de **tabac** durant la grossesse peut avoir de nombreuses répercussions. Chez la mère, la cigarette peut occasionner une grossesse tubaire, une fausse couche, un accouchement prématuré ou la naissance d'un enfant mort-né. Chez l'enfant, elle peut entraîner un retard de croissance intra-utérin, la formation d'un bec-de-lièvre et l'insuffisance de poids à la naissance. Les enfants qui naissent de mères fumeuses sont également plus vulnérables aux troubles des voies respiratoires inférieures durant les cinq premières années et au syndrome de la mort subite du nourrisson.

mais...

• Certaines femmes doivent prendre des **médicaments** pour demeurer en santé (et assurer la santé du foetus) même si elles sont enceintes. Ces femmes devraient toutefois consulter leur médecin avant de prendre un médicament donné.

FACTEURS À L'ORIGINE DE L'USAGE D'ALCOOL ET D'AUTRES DROGUES CHEZ LES FEMMES

De nombreux facteurs déterminent la quantité d'alcool ou d'autres drogues consommée par une femme, et les raisons pour lesquelles elle en consomme. Ces facteurs peuvent être classés dans trois catégories distinctes :

1) facteurs personnels : caractéristiques propres à chaque femme (p. ex. personnalité, comportement, situation de vie); ces caractéristiques peuvent aussi être influencées par des facteurs interpersonnels, sociaux, sociétals et environnementaux;

2) facteurs interpersonnels et sociaux : relations et facteurs d'influence qui découlent de la situation sociale de la femme (p. ex. normes sociales, familles);

3) facteurs sociétals et environnementaux : vaste gamme des influences sociales qui touchent la vie de toutes les femmes (p. ex. lois, pratiques de marketing).

L'usage d'alcool et d'autres drogues chez les femmes peut constituer un mécanisme d'adaptation. Chaque femme adoptera des stratégies d'adaptation qui sont fonction de ses caractéristiques personnelles et des facteurs interpersonnels, sociaux, sociétals et environnementaux qui exercent une influence sur sa vie.

Le diagramme qui suit démontre les nombreux facteurs qui agissent sur la vie d'une femme. Chaque anneau a des répercussions directes sur les anneaux qu'il englobe.

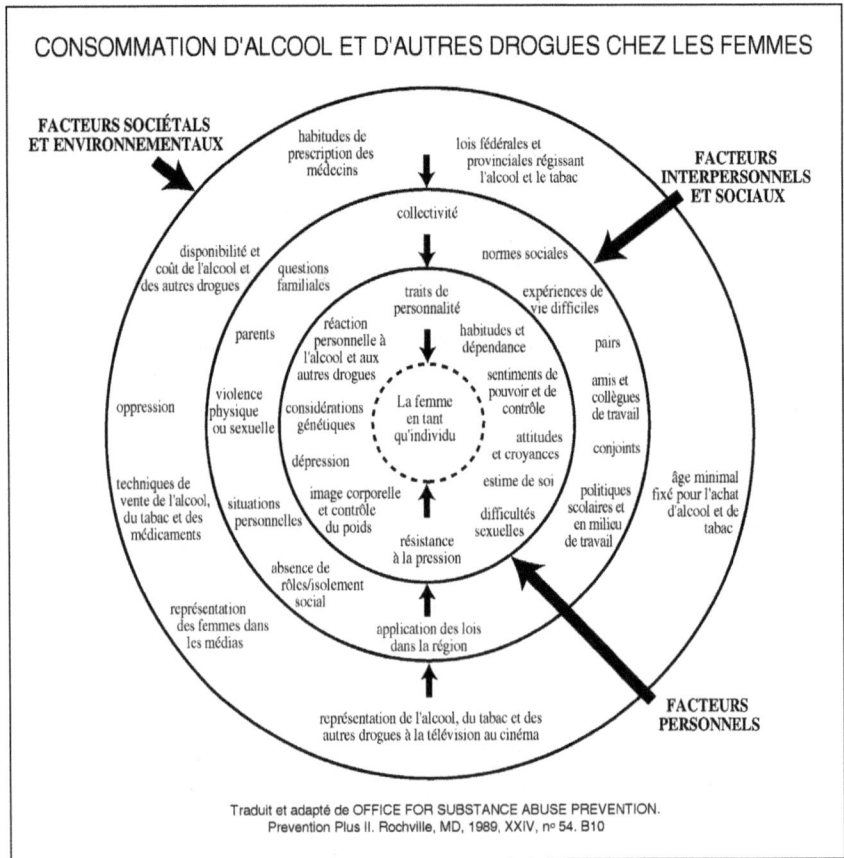

CONSOMMATION D'ALCOOL ET D'AUTRES DROGUES CHEZ LES FEMMES

FACTEURS SOCIÉTALS ET ENVIRONNEMENTAUX

FACTEURS INTERPERSONNELS ET SOCIAUX

habitudes de prescription des médecins

lois fédérales et provinciales régissant l'alcool et le tabac

collectivité

disponibilité et coût de l'alcool et des autres drogues

questions familiales

normes sociales

traits de personnalité

expériences de vie difficiles

parents

réaction personnelle à l'alcool et aux autres drogues

habitudes et dépendance

pairs

oppression

violence physique ou sexuelle

considérations génétiques

La femme en tant qu'individu

sentiments de pouvoir et de contrôle

amis et collègues de travail

dépression

attitudes et croyances

conjoints

techniques de vente de l'alcool, du tabac et des médicaments

situations personnelles

image corporelle et contrôle du poids

estime de soi

difficultés sexuelles

politiques scolaires et en milieu de travail

âge minimal fixé pour l'achat d'alcool et de tabac

résistance à la pression

absence de rôles/isolement social

représentation des femmes dans les médias

application des lois dans la région

FACTEURS PERSONNELS

représentation de l'alcool, du tabac et des autres drogues à la télévision au cinéma

Traduit et adapté de OFFICE FOR SUBSTANCE ABUSE PREVENTION. Prevention Plus II. Rochville, MD, 1989, XXIV, n° 54. B10

Certaines femmes ne consomment jamais d'alcool ou d'autres drogues. Il peut s'agir d'une question de disponibilité, de coût, de mode de vie, de santé, de croyances religieuses ou d'habitudes culturelles. Certaines femmes ont adopté d'autres méthodes pour faire face à la réalité ou s'abstiennent de peur que l'alcool et les autres drogues créent des problèmes dans leur vie (surtout si d'autres membres de leur famille ont eu des problèmes reliés à l'alcool ou aux autres drogues). D'autres encore n'aiment tout simplement pas le goût ou les effets de l'alcool et des autres drogues.

Certaines femmes boivent ou prennent d'autres drogues parce qu'elles éprouvent du plaisir à le faire. Les normes sociales permettent la consommation dans ces circonstances. Les femmes peuvent boire, fumer ou prendre d'autres drogues pour se détendre, se sentir plus puissantes ou éprouver une sensation d'euphorie. Chez la plupart des femmes qui en consomment heureusement, l'alcool ou les autres drogues ne posent pas de problèmes.

Certaines femmes boivent ou prennent d'autres drogues pour refouler leurs émotions négatives, ou pour oublier des conflits et événements douloureux envers lesquels elles se sentent impuissantes. L'alcool et les autres drogues peuvent sembler un moyen de composer avec le stress, l'ennui, la dépression, les changements hormonaux, la piètre estime de soi, le sentiment de non-importance, l'isolement social, les difficultés d'ordre sexuel, le manque de soutien conjugué à l'obligation d'être le soutien de tous, le manque d'argent, l'absence de réseau social, le manque de contrôle sur sa vie, la violence, la perte et les expériences de vie difficiles. Toutefois, la consommation d'alcool et d'autres drogues peut avoir l'effet contraire et intensifier les émotions négatives que ces femmes tentent d'éloigner.

Remarque : *Les sections suivantes portent sur les facteurs qui exercent une influence sur la consommation des femmes. Elles s'attardent principalement aux cas de femmes qui éprouvent des problèmes reliés à l'alcool ou aux autres drogues, ou développent une dépendance à ces substances, étant donné qu'il s'agit là du centre d'intérêt de la plupart des recherches et de la documentation clinique sur le sujet.*

Facteurs personnels
Attitudes et croyances

Les attitudes et croyances qu'entretient une femme par rapport à une drogue donnée et à ses effets déterminera, au moins en partie, si elle prendra ou non cette drogue.

17.

Image corporelle et contrôle du poids

L'alimentation est source de préoccupation pour de nombreuses femmes. Certaines mangent trop ou de façon compulsive. D'autres sont anorexiques ou boulimiques (90 pour 100 des Canadiens anorexiques ou boulimiques sont des femmes).

Il existe un lien important entre la boulimie et l'usage d'alcool et d'autres drogues. Par exemple, les femmes boulimiques et les femmes alcooliques ont en commun plusieurs caractéristiques, dont :

- une tendance accrue à la dépression, l'impulsivité, l'anxiété, l'isolement social; elles sont plus susceptibles d'avoir eu une enfance perturbée et d'avoir été victime de violence sexuelle; elles ont souvent une grande incapacité à composer avec le stress et une piètre estime d'elles-mêmes;
- elles utilisent la nourriture, l'alcool ou les autres drogues comme moyen d'exercer un contrôle sur un aspect particulier de leur vie; par exemple, une personne qui croit avoir peu ou pas de contrôle sur sa vie pourrait se jeter sur la nourriture et manger avec excès pour se réconforter, puis se purger (en vomissant ou en prenant un laxatif ou un diurétique) pour maintenir son poids à la baisse; elle pourrait tout aussi bien prendre de l'alcool ou d'autres drogues pour se réconforter, refouler ses émotions ou perdre ses inhibitions de manière à augmenter son contrôle sur sa vie (p. ex. en disant ce qu'elle croit vraiment au lieu de se sentir mal à l'aise et s'abstenir).

La société accorde une grande importance à l'aspect physique des femmes, et de nombreuses femmes apprennent à valoriser leur apparence au détriment de leur santé. Certaines femmes tentent de maintenir leur poids à la baisse en prenant des drogues, y compris :

- des médicaments sur ordonnance (coupe-faim, extraits thyroïdiens);
- des médicaments en vente libre (amaigrisseurs, laxatifs, diurétiques, agents vomitifs, lavements);
- des drogues illégales (cocaïne);
- le tabac (la peur de prendre du poids est l'un des principaux obstacles à l'abandon du tabagisme chez les femmes).

Dépression et anxiété

Chez les femmes, les facteurs à l'origine de la dépression peuvent également mener à l'usage d'alcool et d'autres drogues. On pense entre autres aux règles de conduite imposées aux femmes en raison de leur sexe, aux pouvoir et contrôle limités qu'elles exercent sur certains aspects de leur vie et aux réalités économiques et sociales qui limitent leurs choix.

La dépression est plus courante chez les femmes que chez les hommes. Selon les théories, le contexte social des femmes et ses effets sur l'estime et la perception de soi seraient à l'origine de la précarité de l'état d'âme féminin. De plus, la société découragerait l'expression de la colère chez les femmes, ce qui les pousserait à refouler leurs vraies émotions ou à jeter le blâme sur elles-mêmes.

Il existe un lien entre la dépression et l'alcoolisme chez les femmes. Il est parfois difficile de savoir lequel de ces phénomènes a entraîné l'autre, puisque les symptômes de la dépression primaire s'apparentent à ceux de la dépression provoquée par la consommation excessive d'alcool. D'ordinaire chez les femmes, la dépression se manifeste en premier et peut mener à l'alcoolisme. Chez les hommes, c'est le phénomène inverse qui est le plus courant.

On a également établi des liens entre la dépression et d'autres états de dépendance chez les femmes, comme le tabagisme, la consommation excessive de diverses drogues, les troubles alimentaires, les comportements compulsifs d'ordre sexuel et l'attrait du jeu.

Les médecins prescrivent souvent des benzodiazépines aux femmes pour contrôler l'anxiété et le stress. Chez les femmes qui, à l'insu de leur médecin, boivent déjà de façon excessive, ce médicament sur ordonnance peut entraîner une double dépendance et des problèmes reliés à la combinaison de drogues.

Sentiments de pouvoir et de contrôle

La dépendance aux drogues provient fréquemment d'un sentiment d'impuissance. L'alcool et les autres drogues donnent aux femmes qui ressentent ce manque l'illusion qu'elles ont du pouvoir et du contrôle.

De nombreuses femmes disent que la cigarette leur permet de composer avec le stress. Il n'est donc pas surprenant que les femmes qui ont peu de pouvoir ou de contrôle (p. ex. femmes à faible revenu, sans emploi ou victimes de violence) fument davantage que les autres.

L'alcool et les autres drogues peuvent aider certaines femmes à faire face à la réalité dans l'immédiat. À long terme, toutefois, ils minent leur pouvoir en limitant leurs options et leur capacité de réfléchir et de poser des gestes utiles.

19.

Considérations génétiques

Les enfants de personnes alcooliques peuvent avoir des prédispositions génétiques à l'alcoolisme si leur contexte de vie s'y prête.

Habitudes et dépendance

L'usage de tabac, d'alcool ou d'autres drogues peut devenir une habitude, comme prendre un café le matin, un verre avec les copains après le travail ou une cigarette pour terminer le repas. Chez les personnes habituées à consommer de grandes quantités de ces substances de façon régulière, l'habitude peut se transformer en dépendance pour maintenir l'effet désiré (prendre un café pour se réveiller le matin, prendre des pilules pour dormir), et entraîner des symptômes de sevrage s'ils s'abstiennent d'en prendre.

Réaction personnelle à l'alcool et aux autres drogues

Les femmes et les hommes déclarent boire surtout pour accompagner leurs copains, agrémenter un bon repas, se détendre ou se sentir bien. Ils déclarent prendre de la marijuana pour des raisons similaires, c'est-à-dire ressentir l'euphorie, se détendre, en faire l'expérience ou accompagner leurs amis.

Estime de soi

Les femmes qui ont une dépendance aux drogues affirment généralement avoir peu d'estime d'elles-mêmes et se percevoir de manière négative. L'alcool et les autres drogues peuvent rehausser momentanément la confiance en soi, mais la honte et la culpabilité souvent ressenties par la suite entraînent un sentiment de dévalorisation encore plus grand.

Difficultés d'ordre sexuel

Les difficultés d'ordre sexuel (p. ex. douleurs lors des rapports sexuels ou absence de sensations, de besoins érotiques, d'excitation, de plaisir, de lubrification ou d'orgasme) poussent certaines femmes à boire de façon excessive. Pris en grande quantité toutefois, l'alcool peut exacerber ces difficultés. Chez certaines femmes, la violence sexuelle, les problèmes de santé physique et la dépression peuvent être à l'origine des difficultés d'ordre sexuel.

Les femmes alcooliques déclarent souvent boire pour se sentir à l'aise lorsqu'elles ont des rapports sexuels. Certaines femmes n'ont même jamais eu de rapports sexuels sans auparavant consommer de l'alcool ou d'autres drogues (p. ex. parce qu'elles associent rapports sexuels et violence).

20.

Facteurs interpersonnels et sociaux
Questions familiales

Les femmes qui ont des problèmes reliés à l'alcool et aux autres drogues sont souvent issues de familles où :

- elles n'ont pas reçu l'attention, le soutien et la sécurité nécessaires; elles ont été victimes de violence sexuelle ou autre; l'éducation n'était pas conséquente; les parents étaient distants sur le plan émotif, se sont séparés ou divorcés;
- on les a contraintes à adopter des comportements normatifs et traditionnels (p. ex. dépendance, servilité).

Certaines femmes qui ont connu ce type d'enfance trouvent que l'alcool et les drogues illégales leur donnent de l'autonomie, réduisent leurs inhibitions et leur permettent de s'exprimer librement.

Les femmes alcooliques sont plus susceptibles que les hommes alcooliques d'avoir un parent alcoolique. Elles ont également plus tendance que les autres femmes à marier un homme alcoolique.

Expériences de vie difficiles

De nombreuses femmes rapportent que leur consommation excessive d'alcool et d'autres drogues est directement liée à un événement difficile (p. ex. naissance d'un enfant, séparation ou divorce, mort d'un être cher). Dans la plupart des cas, il s'agit d'une perte, soit la perte d'un conjoint (divorce ou décès), d'un emploi, d'un rôle (p. ex. départ des enfants, retraite, déménagement pour suivre son conjoint) ou de sa culture.

Absence de rôles/isolement social
a) Femmes pauvres

Les femmes pauvres ont peu de ressources financières, de choix et de possibilités de s'en sortir. Elles n'ont souvent pas accès aux services de première nécessité, comme un logement décent, l'éducation, un emploi et des soins de santé. Par ailleurs, la société a souvent une piètre opinion à leur égard. Pour composer avec le stress psychologique qu'entraînent ces facteurs, les femmes à faible revenu se mettent parfois à boire ou à prendre d'autres drogues.

Il est très difficile pour les femmes alcooliques ou toxicomanes de cesser de boire ou de prendre des drogues, ou encore de limiter leur consommation. Lorsqu'elles sont pauvres, elles consacrent à leur dépendance des sommes d'argent qui, autrement, serviraient à se loger, ou à acheter de la nourriture ou des vêtements.

Le manque de ressources financières peut miner leurs efforts en vue d'obtenir de l'aide nécessaire pour régler leurs problèmes reliés à l'alcool et aux autres drogues, car elles n'ont parfois pas l'argent pour se déplacer ou faire garder leurs enfants, ni la possibilité de prendre un congé payé au travail.

b) Femmes chefs de familles monoparentales
Les femmes qui élèvent seules leurs enfants ressentent habituellement plus de stress que les autres femmes et ont moins de ressources. Il leur arrive de veiller aux besoins de leurs enfants au détriment des leurs. Certaines femmes chefs de familles monoparentales consomment de l'alcool et d'autres drogues pour composer avec le stress additionnel qu'entraîne leur situation.

c) Femmes âgées
À mesure que les femmes vieillissent, elles doivent faire face à de nombreux changements d'ordre social, économique et biologique qui sont une source de stress. Entre autres, la perte d'un conjoint, l'isolement social et le manque de soutien peuvent miner l'idée qu'une femme se fait d'elle-même et heurter l'estime et le respect de soi. Les femmes âgées sont nombreuses à contracter une dépendance à l'alcool et à certains médicaments pour faire face aux changements et aux pertes qui accompagnent le vieillissement.

À mesure qu'il vieillit, l'organisme a besoin de plus de temps pour métaboliser les substances. Les drogues demeurent donc dans le corps plus longtemps. Malgré cela, les femmes âgées se font prescrire plus de médicaments que toutes autres femmes et, lorsqu'elles ont des problèmes reliées aux drogues, il s'agit la plupart du temps de drogues légales (en vente libre ou sur ordonnance).

d) Femmes immigrantes et réfugiées
Lorsqu'elles arrivent au Canada, de nombreuses femmes immigrantes ou réfugiées souffrent d'isolement social, auquel s'ajoutent des barrières d'ordre linguistique et culturel. La discrimination, le manque d'emploi valorisant, les conflits familiaux reliés aux questions culturelles et la crise d'identité qu'entraîne le désir d'appartenir à la société canadienne peuvent tous entraîner des problèmes reliés à l'alcool et aux autres drogues. Certaines femmes réfugiées qui ont été témoins ou victimes de violence et

de torture dans leur pays d'origine souffrent également de stress post-traumatique. Malheureusement, les femmes qui arrivent difficilement à s'exprimer dans la langue de leur médecin risquent d'obtenir le mauvais médicament ou un médicament inutile.

e) Femmes autochtones

L'oppression culturelle qu'ont subie les Autochtones et la violence physique et sexuelle qu'ils ont connue par le passé dans les pensionnats ont détruit le mode de vie traditionnel, les pratiques culturelles et les valeurs de ce peuple, et atteint son sentiment de fierté. Depuis, la violence et les problèmes reliés à l'alcool et aux autres drogues sont choses courantes dans les communautés autochtones.

Les femmes autochtones continuent de subir les conséquences des dernières années d'histoire et considèrent souvent que l'alcool, les drogues et le suicide sont leur seules portes de sortie face à leur quotidien et à leur avenir sans espoir.

Les femmes autochtones incluent le peu d'estime de soi, de capacité d'adaptation et de contrôle sur leur vie comme les principales causes de leur dépendance à l'alcool et aux autres drogues.

f) Femmes lesbiennes et bisexuelles

De nombreuses lesbiennes ou bisexuelles cachent leur orientation sexuelle en raison de l'attitude négative de la société à l'égard des homosexuels. Beaucoup ont peur de perdre leur emploi ou la garde de leurs enfants si l'on venait à savoir qu'elles sont lesbiennes. Beaucoup s'isolent de la société dans son ensemble et se sentent obligées de mener une «double vie».

Les attitudes négatives à l'égard de l'homosexualité, l'intériorisation de ces attitudes et les pratiques discriminatoires de la société contribuent à l'apparition de problèmes reliés à l'alcool et aux drogues chez ces femmes.

Les bars étaient jadis le seul lieu de rencontre des lesbiennes et bisexuelles. Les temps ont toutefois changé et les homosexuels jouissent maintenant d'une meilleure visibilité dans les grands centres urbains. Les clubs et organismes sociaux, politiques et religieux où peuvent se réunir les lesbiennes et bisexuelles sont maintenant nombreux. Dans les petites collectivités et les milieux ruraux par contre, le soutien se fait plus rare.

g) Femmes sans abri

L'usage d'alcool et d'autres drogues est chose courante chez les personnes qui vivent dans la rue, où il est facile de s'en procurer.

Chez les femmes pauvres et sans abri, il s'agit d'une façon de composer avec la réalité et avec l'itinérance.

Malheureusement, les femmes itinérantes qui ont contracté une dépendance à l'alcool ou aux autres drogues courent de grands risques d'être victimes de violence (p. ex. coups ou viol). La violence subie contribue ensuite à intensifier la dépendance.

h) Femmes handicapées

Les femmes handicapées évoluent dans une société qui est obsédée par l'idée de la perfection physique, surtout chez les femmes, et qui entretient des attitudes négatives à l'égard des personnes handicapées. La société, malheureusement, ferme les yeux sur les problèmes reliés à l'alcool ou aux autres drogues des personnes handicapées, ou même encourage la consommation (p. ex. «Je boirais aussi si j'étais dans sa situation.»).

Elles doivent surmonter de nombreux obstacles. Souvent sans emploi et sans ressources économiques, elles subissent de la discrimination et se heurtent à des barrières physiques et sociétales qui augmentent leur isolement et leurs risques de se mettre à boire ou à prendre d'autres drogues. Lorsqu'elles désirent régler leurs problèmes reliés à l'alcool ou aux autres drogues, elles doivent trouver des programmes adaptés, c'est-à-dire accessibles en fauteuil roulant, dotés de services d'interprétation ou autres.

Les femmes handicapées ont surtout tendance à boire ou à prendre d'autres drogues pour composer avec leur situation si elles sont victimes de violence d'ordre émotif, physique ou sexuel, comme c'est souvent le cas, ou encore si elles ont des douleurs chroniques, souffrent d'insomnie, éprouvent de la colère ou se sentent seules.

Comparativement aux autres femmes, les femmes handicapées sont plus exposées à la violence physique et sexuelle ce qui, en retour, les pousse à consommer de l'alcool et d'autres drogues pour composer avec la situation.

i) Femmes qui occupent certains emplois précis

Les femmes qui travaillent dans des domaines traditionnellement réservés aux hommes où l'on boit beaucoup consomment des quantités d'alcool similaires à celles de leurs collègues masculins.

Les femmes qui travaillent dans l'industrie du sexe, tout particulièrement les prostituées, ont des taux élevés d'usage d'alcool et de drogues. Certaines des femmes qui travaillent dans cette industrie ont été victimes de violence sexuelle durant leur enfance et boivent ou prennent des drogues pour oublier. D'autres s'enivrent pour pouvoir travailler. Les femmes qui travaillent dans l'industrie du sexe courent le risque de contracter des infections transmissibles sexuellement lorsqu'elles échangent des seringues ou ont des rapports sexuels sans condom.

Pression de l'entourage
Les amis, les collègues de travail ou les conjoints peuvent pousser les femmes à tenter l'expérience de l'alcool ou des autres drogues, ou à en consommer davantage.

Situation personnelle
Certaines femmes réagissent à des situations de vie difficiles en prenant de l'alcool ou d'autres drogues. Ces situations peuvent inclure les problèmes familiaux durant l'enfance, les troubles conjugaux, l'isolement social et d'autres facteurs personnels (estime de soi, vieillissement, perte et image corporelle).

Violence physique ou sexuelle
Les femmes qui ont été victimes de violence physique ou sexuelle durant leur vie sont plus portées que les autres femmes à prendre des médicaments (p. ex. pour combattre l'anxiété ou l'insomnie) et à contracter une dépendance à l'alcool ou aux autres drogues.

Il existe un lien entre la violence sexuelle durant l'enfance, les difficultés sexuelles à l'âge adulte et la consommation excessive d'alcool ou d'autres drogues. Les femmes qui ont subi des mauvais traitements d'ordre sexuel ou autre durant leur enfance ont souvent recours à l'alcool ou aux autres drogues pour refouler leurs sentiments et apaiser leur douleur.

La violence physique et sexuelle a de nombreuses répercussions sur les femmes :
- sentiments de honte, dévalorisation de soi et baisse de l'estime de soi;
- incapacité à fixer des limites (de dire «non» par exemple);
- difficultés à établir des rapports d'intimité;
- automutilation (lacération de la peau);
- peur des rapports sexuels capables de rappeler certains événements;
- consommation d'alcool et d'autres drogues pour oublier la violence et les sentiments qu'elle inspire, pour se sentir en contrôle et pour composer avec la douleur physique, la douleur émotive et la peur; possibilité de dépendance.

25.

Normes sociales

En général, les Canadiens acceptent certaines drogues précises et en consomment volontiers. Par ailleurs, les normes familiales, communautaires et culturelles exercent une influence sur les décisions que prennent les personnes par rapport aux drogues; la consommation importante d'alcool chez les jeunes en est un bel exemple. Les occasions de consommation excessive d'alcool sont nombreuses chez les jeunes adultes et l'ivresse y est tolérée. Par conséquent, l'usage d'alcool atteint des proportions importantes. En général, les femmes boivent moins que les hommes et tolèrent moins qu'on s'intoxique.

Femmes et conjoints

Les femmes alcooliques ont plus tendance que les hommes alcooliques à choisir un conjoint qui a des problèmes reliés à l'alcool, et moins tendance qu'eux à quitter une personne alcoolique.

Les femmes qui prennent des drogues illégales en font souvent l'essai pour la première fois en compagnie d'un homme avec qui elles ont une relation intime, ou s'approvisionnent chez lui.

Les femmes qui veulent obtenir de l'aide pour régler leurs problèmes reliés à l'alcool ou aux autres drogues ne bénéficient habituellement pas du soutien de leur conjoint si ce dernier consomme de l'alcool ou des drogues et ne désire pas suivre une cure.

Les femmes alcooliques sont plus susceptibles que les autres femmes d'être victimes de violence conjugale. En outre, les femmes victimes de violence physique ou sexuelle à la maison sont plus susceptibles de prendre de l'alcool ou des drogues pour composer avec les séquelles physiques et émotives de la violence.

Facteurs environnementaux

Techniques de vente des drogues légales

Les publicités sur le champagne, le vin et les cocktails ont pour but d'encourager les femmes à intensifier leur consommation.

La publicité sur le tabac met l'accent sur l'évolution du rôle de la femme, sur l'acceptation sociale du tabagisme chez elle, sur le lien entre le tabac et le contrôle du poids, sur l'autonomie de la femme, sur son allure sophistiquée et sur sa réussite, sa jeunesse et sa santé.

Les compagnies pharmaceutiques ciblent les femmes en s'adressant aux médecins. Leurs publicités font paraître les femmes beaucoup plus émotives que les hommes et laissent sous-entendre que les médicaments les aident à composer avec leurs émotions. Cela pourrait peut-être expliquer pourquoi les femmes sont plus susceptibles que les hommes de se faire prescrire et de consommer des médicaments psychotropes.

Oppression

Pour de nombreuses femmes, les questions d'ordre systémique, comme les attentes sociales, le sexisme, le racisme, le harcèlement, la discrimination et l'agression, constituent une source constante de stress. Ces questions influencent la façon dont les femmes sont traitées au sein de leur famille et collectivité, leur milieu de travail, et le réseau de services sociaux ou de santé. Elles influent également sur la perception que les femmes ont d'elles-mêmes et de leur pouvoir sur leur vie. La consommation d'alcool et d'autres drogues est un des moyens qu'adoptent les femmes pour composer avec leurs problèmes.

Comparativement aux hommes, les femmes gagnent en moyenne moins d'argent et ont peu ou aucun avantages sociaux (elles travaillent souvent à temps partiel). De plus, ce sont elles qui font la plupart du travail non rémunéré. Par conséquent, les femmes ont moins de temps et de ressources pour s'occuper d'elles-mêmes.

Habitudes de prescription des médecins

Le corps médical est également à l'origine de la consommation de drogues chez les femmes.

- La société accepte que l'on prescrive des drogues aux femmes pour composer avec l'anxiété et la dépression, sans vérifier la source du problème. Cette attitude encourage les femmes à consommer des drogues au lieu de faire face à leurs problèmes.
- Les psychiatres et médecins généralistes prescrivent deux fois plus de drogues psychotropes (contre l'anxiété et l'insomnie, p. ex.) aux femmes qu'aux hommes.
- Les médecins ne prennent pas toujours le temps de discuter d'autres moyens d'adaptation (p. ex. changements de l'alimentation, exercice, relaxation) que celui de la médication.
- Certaines femmes obtiennent des soins médicaux de plus d'un médecin. Les médecins ne sont donc pas nécessairement au courant des médicaments que leurs patientes reçoivent de leurs collègues. Par conséquent, certaines femmes peuvent se retrouver dans une situation où elles prennent des quantités excessives de médicaments ou des médicaments qui ne sont pas compatibles.
- Les médecins ont beaucoup de pouvoir sur leurs patients et la société

encourage les femmes à ne pas s'affirmer. Beaucoup de femmes ne participent donc pas activement au choix des médicaments qu'elles prendront.

HABITUDES DE CONSOMMATION CHEZ LES FEMMES

Habitudes actuelles de consommation chez les Canadiennes

Les chercheurs ont examiné la consommation d'alcool et d'autres drogues de nombreux segments de la population (p. ex. pays, provinces, adultes, élèves). Ils ont découvert que chez les femmes, la consommation dépendait de facteurs comme l'âge, les antécédents familiaux et le stress (quotidien ou ponctuel).

Habitudes générales de consommation chez les femmes

L'alcool est la drogue de choix des femmes.
- Environ 67 p. 100 des Canadiennes boivent de l'alcool. (Santé Canada, 1995)
- C'est dans les provinces maritimes que la proportion de femmes qui boivent est la plus basse (57 p. 100 à l'Île-du-Prince-Édouard) et dans les provinces de l'Ouest qu'elle est la plus haute (81 p. 100 en Colombie-Britannique). (Eliany *et al*, 1990)
- Il existe un lien entre la consommation d'alcool et le revenu. Seulement 52 p. 100 des femmes qui gagnent moins de 10 000 $ par année boivent de l'alcool, comparativement à 86 p. 100 des femmes qui gagnent 40 000 $ et plus. (Eliany *et al*, 1990)
- Les Canadiennes ont tendance à réduire leur consommation à mesure qu'elles vieillissent.

Au Canada, 26 p. 100 des femmes fument la cigarette. (Santé Canada, 1995)
- En Ontario, 28 p. 100 des élèves de la 7e à la 13e année déclarent fumer. (Adlaf *et al*, 1995)

Voici les résultats d'une enquête nationale sur la consommation de drogues durant les 12 mois précédents (Santé Canada, 1995) :
- des femmes à l'enquête, 14 p. 100 ont consommé des médicaments antidouleurs sur ordonnance;
- 5 p. 100 ont déclaré avoir pris des somnifères (benzodiazépines);

28.

- 5 p. 100 ont déclaré avoir pris des calmants (benzodiazépines);
- 5 p. 100 ont dit avoir pris du cannabis;
- 4 p. 100 ont dit avoir pris des antidépresseurs.

Trois pour cent des femmes ont déjà pris de la cocaïne ou du crack. (Eliany *et al*, 1990)

Habitudes de consommation au sein de groupes de femmes précis

Certains groupes de femmes peuvent avoir des habitudes de consommation différentes de celles de la population féminine en général.

- les filles qui se préoccupent de leur poids sont deux fois plus susceptibles de fumer que les filles qui n'ont pas de préoccupation à cet égard;
- les femmes qui occupent peu de rôles sociaux et professionnels courent un plus grand risque de contracter des problèmes reliés à l'alcool; les rôles sociaux et professionnels (dont un emploi rémunéré) renforcent l'estime de soi, donnent accès à de nombreux réseaux de soutien et réduisent les risques de problèmes de santé mentale;
- les femmes qui considèrent subir beaucoup de stress prennent plus souvent des aspirines et des antidouleurs; les buveuses sont également plus susceptibles que les non-buveuses de prendre ce type de médicaments;
- les femmes qui ont été victimes de violence physique ou sexuelle dans leur enfance ou à l'âge adulte sont plus susceptibles que les autres femmes de prendre des médicaments (p. ex. benzodiazépines pour combattre l'anxiété ou l'insomnie);
- les centres de traitement rapportent que de 40 p. 100 à 80 p. 100 des femmes toxicomanes qui suivent leurs programmes ont été victimes de violence physique ou sexuelle (à un moment ou à un autre dans leur vie);
- les fumeuses ou anciennes fumeuses ont tendance à boire plus que les autres femmes; la plupart des femmes dépendantes de l'alcool qui suivent un traitement sont des fumeuses;
- les femmes qui boivent de façon excessive sont plus susceptibles que les autres femmes de contracter une dépendance aux autres drogues et de trouver un conjoint qui boit également de façon excessive;
- les femmes qui s'inscrivent à un programme de traitement ont souvent une dépendance à l'alcool et à des médicaments psychotropes;
- les femmes âgées de 65 ans et plus prennent davantage de médicaments sur ordonnance (benzodiazépines pour dormir ou réduire l'anxiété) et en vente libre que tout autre groupe d'âge; en revanche, elles sont

moins susceptibles de faire usage d'alcool et de tabac et consomment rarement des drogues illégales;

- les femmes âgées qui ont peu de scolarité et un faible revenu, qui ne sont pas en bonne santé et qui subissent un stress intense se font souvent prescrire des médicaments sur ordonnance pour les aider à dormir et composer avec l'anxiété.

Différences de consommation entre les hommes et les femmes

L'usage d'alcool et de drogues diffère chez les hommes et les femmes. Les motifs de consommation, le type de drogues privilégié et les habitudes de consommation, entre autres, ne sont pas les mêmes.

Comparativement aux hommes, les femmes ont plus tendance à...

- prendre des produits psychotropes autorisés (sur ordonnance et en vente libre), y compris les benzodiazépines (contre l'anxiété et l'insomnie) et les opiacés (codéine, demerol et morphine) pour soulager la douleur, et ce, deux fois plus que les hommes;
- se voir prescrire des médicaments psychotropes sur ordonnance contre l'anxiété, la dépression et l'insomnie, et ce, deux fois plus que les hommes;
  - les médecins associent souvent les problèmes des femmes à leurs émotions et leurs prescrivent donc volontiers des benzodiazépines et des antidépresseurs;
  - les femmes ont plus tendance que les hommes à passer chez le médecin lorsqu'elles ont des problèmes émotifs, comme de l'anxiété, du stress ou une dépression;

- combiner alcool et les médicaments psychotropes sur ordonnance;

Les femmes alcooliques qui suivent un traitement sont plus susceptibles d'avoir contracté une dépendance à d'autres drogues avant leur dépendance à l'alcool. Chez les hommes, c'est l'inverse qui se produit généralement.

Comparativement aux hommes, les femmes ont moins tendance à...

- boire de l'alcool (par occasion, par semaine);
- boire tous les jours;
- prendre des drogues illégales.

PRÉJUGÉS ENVERS LES FEMMES QUI CONSOMMENT DE L'ALCOOL ET D'AUTRES DROGUES

Les préjugés défavorables à l'égard des femmes qui boivent excessivement ou prennent d'autres drogues sont le reflet du système de «deux poids deux mesures» qui prévaut dans la société. Ils sont également le résultat d'attentes sociales et culturelles par rapport au rôle de la femme au sein de la famille.

On s'attend de la femme qu'elle se fixe et suive des principes moraux plus stricts que l'homme. Par conséquent, les femmes qui ont une dépendance à l'alcool ou aux drogues illégales sont moins bien perçues que les hommes qui sont dans la même situation.

- La capacité de prendre des risques et les comportements non traditionnels sont davantage acceptés chez l'homme que chez la femme.
- En général, les gens trouvent naturel et acceptable qu'un homme s'intoxique ou fréquente un bar; une femme qui agit de la même façon sera perçue comme étant peu féminine, peu attirante et de moeurs faciles.
- Les femmes qui boivent de façon excessive ou prennent des drogues illégales sont perçues comme étant plus malades, plus faibles sur le plan moral et plus déviantes que les hommes dans la même situation.
- La consommation d'alcool et d'autres drogues est perçue comme étant scandaleuse chez la femme, alors que chez l'homme, elle sert à justifier des comportements malsains.

La dépendance à l'alcool et à d'autres drogues chez la femme constitue une menace aux yeux de la société, qui craint que les utilisatrices cesseront de remplir leurs nombreux rôles de fournisseurs de soins.

- Les valeurs sociales permettent aux hommes de se décharger par moment de leurs responsabilités (p. ex. pour fréquenter un bar après le travail), mais suggèrent que les soins des enfants et des autres est un emploi à temps plein.
- Aux yeux de la société, la femme ne fait pas correctement son travail si elle ne prend pas continuellement soin de son entourage.

Les femmes qui ont une dépendance à l'alcool ou aux autres drogues sont perçues comme des félines aux moeurs légères. Pourtant, elles sont plus souvent agressées qu'agressives.

31.

En raison de ces préjugés :

La société condamne les femmes qui ont des problèmes reliés à l'alcool ou aux autres drogues.

- Les femmes ont donc plus de difficulté à admettre, à elles-mêmes et aux autres, qu'elles ont des problèmes reliés à l'alcool ou aux drogues (peur d'être considérée comme une mauvaise mère et conjointe) et peuvent tenter de cacher ou minimiser leur dépendance.

- Les femmes qui boivent ou prennent d'autres drogues intériorisent les préjugés négatifs de la société, ont souvent honte d'elles-mêmes ou se sentent coupables (croient qu'elles échouent dans leurs rôles de conjointe et de mère); cela peut entraîner une baisse de l'estime de soi et une augmentation de la consommation.

Souvent, les femmes (leurs famille et amis) minimisent le problème, jusqu'à le nier. Elles ont plus tendance à dire qu'elles sont déprimées, ont des problèmes de couple ou autres et à attendre que la situation soit urgente avant de demander de l'aide. Même là, elles s'adressent plutôt à des professionnels de la santé (médecins, intervenants en santé mentale) qui risquent de ne pas reconnaître la toxicomanie et d'amplifier le problème en prescrivant des médicaments.

Les risques de violence sont élevés chez les femmes qui ont une dépendance à l'alcool et aux autres drogues.

- La violence est davantage tolérée dans notre société lorsqu'elle est dirigée vers les personnes dont le comportement est jugé inacceptable.

- Les gens semblent croire qu'une femme qui boit excessivement ou prend des drogues illégales mérite ce qui lui arrive, surtout lorsqu'elle est intoxiquée.

Certains intervenants et intervenantes disent les femmes moins aptes que les hommes à atteindre les objectifs de traitement. Ils oublient toutefois que bon nombre des traitements ont été conçus pour les hommes, et ne tiennent aucunement compte des besoins des femmes. Par conséquent, les femmes réussissent certains programmes plus que d'autres.

APPROCHES THÉORIQUES ET PHILOSOPHIQUES

Bon nombre de théories et d'approches conceptuelles s'appliquent à l'usage d'alcool et d'autres drogues. Chacune d'entre elles offre ses hypothèses sur la cause de la dépendance ou de la consommation problématique, sur la façon de traiter le problème et sur les objectifs du traitement.

L'approche médicale, l'approche cognitivo-comportementale, l'approche biopsychosociale et l'approche de réduction des méfaits sont les méthodes de traitement de la toxicomanie les plus répandues. Le tableau de la page suivante donne un aperçu des particularités de chaque approche.

Au Canada, de nombreux programmes de traitement reposent en partie sur l'approche médicale. Certains d'entre eux exigeront de leurs participants qu'ils adhèrent aux 12 étapes des AA. D'autres demanderont aux clients de joindre des groupes d'entraide (p. ex. Alcooliques Anonymes) durant le traitement.

33.

APPROCHE	CROYANCES	MOTIFS DU PROBLÈME	INTERVENTION RECOMMANDÉE
BIOPSYCHOSOCIALE	• toute personne peut contracter une dépendance à l'alcool ou aux autres drogues • le problème est le résultat de l'interaction de facteurs biologiques, psychologiques et socioculturels	• les caractéristiques personnelles sont influencées par des facteurs environnementaux, ce qui provoque des comportements de plus en plus destructifs	• il n'y a pas un traitement qui s'applique à l'ensemble des clients • une gamme complète de traitements devrait être offerte • il faudrait trouver le traitement qui convient le mieux aux besoins, aux forces et à la situation de la personne
COGNITIVO-COMPORTEMENTALE	• pour comprendre et traiter la toxicomanie, on doit tenir compte du système de croyances de la personne (facteur cognitif), de son environnement (facteur comportemental) et du lien entre les deux	• les croyances des gens à l'égard de l'alcool et des autres drogues (approbation sociale; l'alcool et les autres drogues ont des effets positifs; ils permettent aux gens de composer avec les émotions ou situations négatives) • l'usage répété peut entraîner des conséquences négatives (accoutumance, dépendance)	• objectif d'abstinence ou de consommation contrôlée • responsabilisation de la personne • enseignement d'autres stratégies d'adaptation pour composer avec les situations • modification du mode de vie et de l'attitude
MÉDICALE	• l'alcoolisme et la toxicomanie sont des maladies • souvent, les usagers nient le problème et ne veulent y faire face que lorsque la situation est critique	• les facteurs génétiques ont une grande influence sur l'apparition de problèmes reliés à l'alcool et aux autres drogues • la maladie s'intensifie et la personne perd le contrôle	• l'abstinence complète (à jamais) est le seul moyen d'enrayer la maladie et de se rétablir
RÉDUCTION DES MÉFAITS	• la consommation ne peut pas être éliminée, mais les méfaits qui en résultent peuvent être réduits	• l'alcool et les autres drogues sont une composante normale de la société • la consommation comporte des risques, mais aussi des bienfaits	• objectif d'abstinence ou de consommation contrôlée • identification des comportements destructifs et des solutions pratiques • accent mis sur les changements immédiats et réalisables • éducation • élaboration de politiques • promotion de la santé

Approche axée sur les femmes

Ce guide met de l'avant une méthode qui s'inspire des approches biopsy-chosociale, cognitivo-comportementale et de réduction des méfaits.

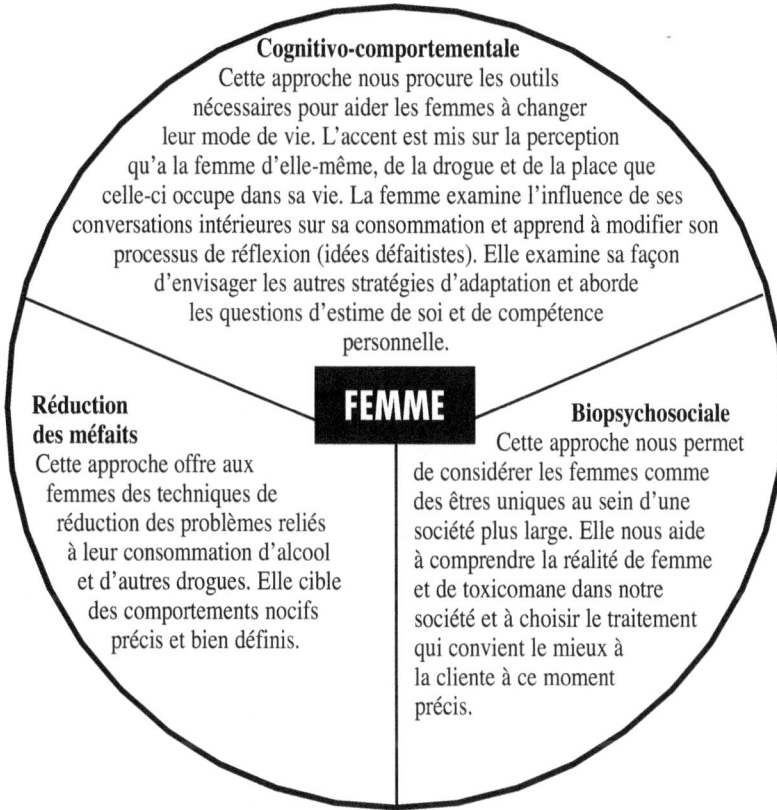

Cognitivo-comportementale
Cette approche nous procure les outils nécessaires pour aider les femmes à changer leur mode de vie. L'accent est mis sur la perception qu'a la femme d'elle-même, de la drogue et de la place que celle-ci occupe dans sa vie. La femme examine l'influence de ses conversations intérieures sur sa consommation et apprend à modifier son processus de réflexion (idées défaitistes). Elle examine sa façon d'envisager les autres stratégies d'adaptation et aborde les questions d'estime de soi et de compétence personnelle.

FEMME

Réduction des méfaits
Cette approche offre aux femmes des techniques de réduction des problèmes reliés à leur consommation d'alcool et d'autres drogues. Elle cible des comportements nocifs précis et bien définis.

Biopsychosociale
Cette approche nous permet de considérer les femmes comme des êtres uniques au sein d'une société plus large. Elle nous aide à comprendre la réalité de femme et de toxicomane dans notre société et à choisir le traitement qui convient le mieux à la cliente à ce moment précis.

L'approche médicale est souvent jumelée aux trois approches décrites dans le diagramme. De nombreux programmes canadiens utilisent cette approche, qui peut donner de bons résultats auprès de femmes qui ont de graves problèmes reliés à l'alcool et aux autres drogues.

BIBLIOGRAPHIE

ABBOTT, Beverley A. *Women and Substance Abuse: Current Knowledge and Treatment Implications*. Compte rendu de la documentation, (30 octobre) 1990, 29 p.

ACTION ON WOMEN'S ADDICTIONS — RESEARCH & EDUCATION (AWARE). *Making Connections: A Booklet about Women and Prescription Drugs and Alcohol,* Kingston (Ontario), AWARE, 1995, 34 p.

ADLAF, Edward M., Frank J. IVIS et Reginald G. SMART. *Usage d'alcool et d'autres drogues parmi les adultes ontariens en 1994 et changements depuis 1977.* Toronto, Fondation de la recherche sur la toxicomanie, 1994, xviii, 126 p.

ADLAF, Edward M., Frank J. IVIS, Reginald G. SMART et Gordon W. WALSH. *Sondage sur la consommation de drogue parmi les élèves de l'Ontario : 1977-1995.* Toronto, Fondation de la recherche sur la toxicomanie, 1995, xxi, 187 p.

ASHLEY, Mary Jane. *The Health Effects of Tobacco Use.* Ottawa, Centre national de documentation sur le tabac et la santé, 1995, 18 p.

BLACKWELL, Judith, Wilfreda E. THURSTON et Kathryn GRAHAM. «Les Canadiennes et les drogues psychotropes : aperçu et conséquences politiques» dans *Les Canadiennes et l'usage d'alcool, de tabac et d'autres drogues,* Colleen Lundy, Marc Eliany et Manuella Adrian (éds.), Toronto, Fondation de la recherche sur la toxicomanie, 1996.

BLUME, Sheila B. «Chemical Dependency in Women: Important Issues» dans *American Journal of Drug and Alcohol Abuse,* 1990, vol. 16, n° 3 et 4, p. 297 à 307.

BLUME, Sheila B. «Women and Alcohol: A Review» dans *Journal of the American Medical Association,* 1996, vol. 256, n° 11, p. 1467 à 1470.

BOLAND, Fred J. «Eating disorders and substance abuse» dans *Alcohol & Drug Problems: A Practical Guide for Counsellors,* Betty-Anne M. Howard, Susan Harrison, Virginia Carver et Lynn Lightfoot (éds.), Toronto, Fondation de la recherche sur la toxicomanie, 1993, p. 363 à 380.

BULIK, Cynthia M. «Abuse of Drugs Associated with Eating Disorders» dans *Journal of Substance Abuse,* 1992, vol. 4, p. 69 à 90.

BULLOCK, Doug. «The physically disabled substance abuser» dans *Alcohol and Drug Problems: A Practical Guide for Counsellors,* Betty-Anne M. Howard, Susan Harrison, Virginia Carver et Lynn Lightfoot (éd.), Toronto, Fondation de la recherche sur la toxicomanie, 1993, p. 219 à 228.

36.

COULTER, Rebecca. *Gender Socialization: New Ways, New World.* Working Group of Status of Women Officials on Gender Equity in Education and Training, 1993, 16 p.

ELIANY, Marc et Jean-René COURTEMANCHE. *L'usage du tabac au Canada : un rapport de l'Enquête nationale sur l'alcool et les autres drogues, 1989.* Ottawa, Approvisionnement et Services Canada, 1992, ix, 56 p.

ELIANY, Marc, Normand GIESBRECHT, Mike NELSON, Barry WELLMAN et Scott WORTLEY (éds.) *Enquête nationale sur l'alcool et les autres drogues : points saillants.* Ottawa, Approvisionnement et Services Canada, 1990, x, 42 p.

FINKELSTEIN, Norma, Sally Anne DUNCAN, Laura DERMAN et Janet SMELTZ. *Getting Sober, Getting Well: A Treatment Guide for Caregivers who Work with Women.* Cambridge, MA, Women's Alcoholism Program of CASPAR, 1990, xiii, 632 p.

FONDATION DE LA RECHERCHE SUR LA TOXICOMANIE. *Trousse éducative LIEN — Violence contre les femmes et les enfants dans les relations et l'usage d'alcool et de drogues : En quête de solutions*, Toronto, Fondation de la recherche sur la toxicomanie, 1995.

FONDATION DE LA RECHERCHE SUR LA TOXICOMANIE. «Stats facts: Women» dans The Journal, (Juin/Juillet), vol.13.

FORTH-FINEGAN, Jahn L. «Sugar and Spice and Everything Nice: Gender Socialization and Women's Addiction — a literature review» dans *Feminism and Addiction.* Claudia Bepko (éd.). New York, Haworth, p. 19 à 48.

GOETTLER, Darla L. et Debbie PEARCE. *The Many Faces of Women and Substance Use: A Review of the Literature.* Santé Canada, (juillet) 1991, p. 33.

GOMBERG, Edith S. Lisansky. «Women: Alcohol and Other Drugs» dans *Drugs & Society*, 1986, vol. 1, n° 1, p. 75 à 109.

GRAHAM, Kathryn, Virginia CARVER et Pamela J. BRETT. «Les femmes âgées de 65 ans et plus et leur usage d'alcool et de drogues» dans *Les Canadiennes et l'usage d'alcool, de tabac et d'autres drogues*, Colleen Lundy, Marc Eliany et Manuella Adrian (éds.), Toronto, Fondation de la recherche sur la toxicomanie, 1996.

GROENEVELD, Judith et Martin SHAIN. L'usage de drogues parmi les victimes d'agressions physiques et sexuelles : rapport préliminaire. Toronto, Fondation de la recherche sur la toxicomanie, (juillet) 1989, 9 p.

HARRISON, Susan. «Working with women» dans *Alcohol and Drug Problems: A Practical Guide for Counsellors*, Betty-Anne M. Howard, Susan Harrison, Virginia Carver et Lynn Lightfoot (éd.), Toronto, Fondation de la recherche sur la toxicomanie, 1993, p. 195 à 218.

HILL, Shirley Y. «Vulnerability to the biomedical consequences of alcoholism and alcohol-related problems among women» dans *Alcohol Problems in Women: Antecedents, Consequences and Intervention*, Sharon C. Wilsnack et Linda J.Beckman (éds.), New York, Guilford, 1984, p. 117 à 120.

KAHAN, Meldon. « Physical effects of alcohol and other drugs» dans *Alcohol & Drug Problems: A Practical Guide for Counsellors*, Betty-Anne M. Howard, Susan Harrison, Virginia Carver et Lynn Lightfoot (éds.), Toronto, Fondation de la recherche sur la toxicomanie, 1993, p. 103 à 117.

LADUE, Robin A. «Coyote returns: Survival for Native American women» dans *Alcohol and Drugs are Women's Issues. Volume One: A Review of the Issues*, Paula Roth (éd.), Metuchen, NJ, Women's Action Alliance and Scarecrow Press, 1991, p. 23 à 31.

LUNDY, Colleen, Virginia CARVER et Linda PEDERSON. «Les jeunes femmes et l'alcool, le tabac et les autres drogues» dans *Les Canadiennes et l'usage d'alcool, de tabac et d'autres drogues*, Colleen Lundy, Marc Eliany et Manuella Adrian (éds.), Toronto, Fondation de la recherche sur la toxicomanie, 1996.

MILLER, Brenda A. et William R. DOWNS. «The Impact of Family Violence on the Use of Alcohol by Women» dans *Alcohol Health & Research Health*, 1993, vol. 17, n° 2, p. 137 à 143.

MILLER, Brenda A., William R. DOWNS et Maria TESTA. «Interrelationships Between Victimization Experiences and Women's Alcohol Use» dans *Journal of Studies on Alcohol*, vol. 11, (supp.), 1993, p. 109 à 117.

MITCHINSON, Wendy. «The medical treatment of women» dans *Changing Patterns: Women in Canada*, Sandra Burt, Lorraine Code et Lindsay Dorney (éds.), Toronto, McClelland and Stewart, 1988, p. 237 à 261.

POMERLEAU, Cynthia S., Barbara A BERMAN, Ellen R. GRITZ, Judith L. MARKS et Susan GOETERS. «Why women smoke» dans *Addictive Behaviors in Women*. Drug and Alcohol Abuse Reviews 5, Ronald R. Watson (éd.), Totowa, NJ, Humana, 1994, p. 39 à 70.

REED, Beth Glover. «Linkages: Battering, sexual assault, incest, child sexual abuse, teen prenancy, dropping out of school and the alcohol and drug connection» dans *Alcohol and Drugs are Women's Issues: A Review of the Issues* (vol. 1), Paula Roth (éd.), Metuchen (NJ), Women's Action Alliance and Scarecrow Press, 1991, p. 130 à 149.

REED, Beth Glover. «Drug Misuse and Dependency in Women: The Meaning and Implications of Being Considered a Special population or Minority Group» dans *The International Journal of the Addictions*, 1985, vol. 20, n° 1, p. 13 à 62.

RILEY, Diane. *Le modèle de réduction des méfaits : Une approche pragmatique sur l'utilisation des drogues aux confins entre l'intolérance et l'apathie*, Centre canadien de lutte contre l'alcoolisme et les toxicomanies, 16 p.

ROSS, Helen E. «DSM-III-R Alcohol Abuse and Dependence and Psychiatric Comorbidity In Ontario: Results from the Mental Health Supplement to the Ontario Health Survey» dans *Drug and Alcohol Dependence*, 1995, vol. 39, p. 111 à 128.

SANTÉ CANADA. *Enquête nationale sur l'alcool et les autres drogues au Canada, 1994*. Ottawa, Approvisionnement et Services, 1995, 6 p.

SANTÉ CANADA. *Travaillons ensemble : Atelier national d'action sur les femmes et la toxicomanie*. Rapport. Ottawa, 1994, 53 p.

SCHUCKIT, Marc A., Jayson E. TIPP et Erica KELNER. «Are Daughters of Alcoholics More Likely to Marry Alcoholics?» dans *American Journal of Drug and Alcohol Abuse*, 1994, vol. 20, n° 2, p. 237 à 245.

SCOTT, Kim. «Les autochtones canadiennes et l'usage de drogues psychotropes» dans *Les Canadiennes et l'usage d'alcool, de tabac et d'autres drogues*, Colleen Lundy, Marc Eliany et Manuella Adrian (éds.), Toronto, Fondation de la recherche sur la toxicomanie, 1996.

UNDERHILL, Brenda L. et Suzanne E. OSTERMANN. «The Pain of Invisibility: Issues for Lesbians» dans *Alcohol and Drugs are Women's Issues. Volume One: A Review of the Issues*, Paula Roth (éd.), Metuchen, NJ, Women's Action Alliance and Scarecrow Press, 1991, p. 71 à 77.

VAN DEN BERGH, Nan. «Having Bitten the Apple: A Feminist Perspective on Addictions» dans *Feminist Perspectives on Addiction*, Nan Van Den Bergh (éd.), New York: Springer, 1991, p. 3 à 30.

WILSNACK, Sharon C. *Work, Marriage, Sexuality and Problem Drinking in Women: Findings from a U.S. National Longitudinal Study*. Rapport présenté lors d'une conférence sur les femmes et la toxicomanie en vue de la Journée internationale de la femme, Toronto, Fondation de la recherche sur la toxicomanie, 1993, p. 3.

WILSNACK, Sharon C. et Richard W. WILSNACK. «Epidemiology of Women's Drinking» dans *Journal of Substance Abuse*, 1991, vol. 3, p. 133 à 157.

ZIMMER, Rita et Maryanne SCHRETZMAN. «Issues for homeless women and their children» dans *Alcohol and Drugs are Women's Issues. Volume One: A Review of the Issues*, Paul Roth (éd.), Metuchen, NJ, Women's Action Alliance and Scarecrow Press, 1991, 173 à 177.

Questions importantes à considérer au moment d'intervenir auprès des femmes

INTRODUCTION

La section qui suit aborde certaines considérations concernant le choix d'un programme de traitement et l'accès des femmes au traitement. Si vous comptez orienter une femme vers des services spécialisés de traitement de la toxicomanie ou aborder avec elle des questions reliées à l'alcool et aux autres drogues, vous devez savoir quels obstacles ou questions risquent d'empêcher sa pleine participation au traitement.

Il n'est pas toujours possible de trouver un programme ou service qui répondra à l'ensemble des besoins d'une personne. Il peut être nécessaire d'établir, de concert avec la cliente, ses priorités et de tenter de trouver un traitement qui répondra le mieux à l'ensemble de ses problèmes. Des options de traitement limitées signifient que quelques-uns de ses problèmes ne seront pas abordés. Il demeure quand même nécessaire d'identifier toutes les questions qui préoccupent la cliente et de déterminer quel sera le meilleur moyen de les aborder.

Les obstacles au traitement sont plus nombreux chez les femmes que chez les hommes. Il peut s'agir d'obstacles structurels (issus de l'environnement de la femme ou du contexte du programme) ou psychosociaux (préoccupations de la femme quant aux répercussions du traitement sur sa vie et ses relations). Lorsqu'on tient compte de ces obstacles dès le départ, on facilite l'accès de la cliente à des services appropriés de traitement de la toxicomanie.

QUESTIONS D'ACCÈS

Personnes handicapées

Il peut être difficile pour les personnes handicapées de participer à des programmes de traitement. Certaines devront trouver un programme à horaire souple en raison de leur accès limité aux transports en commun. D'autres auront besoin d'aides techniques ou d'un interprète, ou encore devront quitter la ville pour obtenir les services spécialisés qui conviennent à leurs besoins.

Obtenez la liste des services offerts dans votre collectivité auprès du centre d'information de votre région. Le ministère de la Santé ou l'organisme de traitement de la toxicomanie de votre province peut également vous fournir des renseignements sur la disponibilité des programmes de traitement spécialisés.

Âge

Il existe maintenant des composantes de programmes ou des programmes complets à l'intention de certains groupes d'âge (adolescents, personnes âgées, etc.), mais ils sont offerts presque exclusivement dans les grands centres urbains. Les jeunes femmes et les femmes âgées craignent parfois de ne pas trouver un programme qui tiendra compte des questions propres aux personnes de leur âge, ou de devoir quitter leur collectivité pour le faire. Chez les personnes âgées également, la perte de l'ouïe, de la vision et de la mobilité peut constituer un obstacle au traitement. Il est important de vérifier les préoccupations de la cliente à l'égard de telles questions, et de les aborder avant le traitement.

Garde d'enfants

Les femmes sont habituellement les premières responsables des enfants. Pour qu'une femme entreprenne un traitement, elle doit savoir qu'on s'occupera de ses enfants dans un environnement convenable et sécuritaire. Le conjoint et la famille ne constituent pas toujours une solution viable; ils peuvent avoir leurs propres problèmes reliés à l'alcool ou aux autres drogues, ou être violents sur le plan physique, sexuel ou émotif. De plus, les services d'aide à l'enfance et à la famille peuvent faire peur aux femmes, qui craignent qu'on leur enlève à jamais la garde de leurs enfants.

La proportion de femmes participantes est particulièrement élevée dans les programmes qui offrent des services de garde d'enfants, mais ces programmes se font rares. Il est donc important de conserver des renseignements sur les services de garde offerts et de connaître une personne aux services locaux d'aide à l'enfance et à la famille qui soit au courant des questions entourant l'usage d'alcool et d'autres drogues et consciente de la crainte des mères de perdre leurs enfants.

Désintoxication

De nombreux programmes de traitement n'acceptent les participantes qu'une fois leur sevrage effectué. Lorsqu'il s'agit d'alcool et de drogues illégales, la désintoxication peut prendre de deux à trois jours. Lorsqu'il s'agit de médicaments psychotropes comme les benzodiazépines, toutefois, le sevrage peut exiger beaucoup plus de temps. Certaines femmes réussiront à se sevrer seules, mais d'autres devront être dirigées vers un centre de désintoxication ou un médecin compétent.

Questions financières

Plus de femmes que d'hommes occupent des emplois à temps partiel, ont un salaire peu élevé, peu d'avantages sociaux et de sécurité d'emploi. La participation à un traitement, qu'il nécessite ou non un séjour en établissement, peut parfois signifier la perte d'un revenu, voire la perte d'un emploi. De plus, la garde d'enfants ou d'un membre de la famille non autonome peut représenter une dépense additionnelle que la femme ne peut se permettre.

Dans certains cas, les prestations d'aide sociale que reçoit une femme sont versées directement à l'établissement où elle suit un programme de traitement à long terme, pour couvrir ses frais d'hébergement. Les femmes dans cette situation risquent de perdre leur foyer parce qu'elles n'ont pas l'argent nécessaire pour payer leur loyer durant le traitement.

Manque de soutien de la part de la famille et des amis

Souvent, le conjoint, la famille et les amis nient le problème de la femme et la dissuadent de suivre un traitement. Dans les cas où elle commence à suivre un traitement, le conjoint exerce une pression sur la femme ou la menace pour qu'elle abandonne en cours de route.

Il est important de s'informer auprès des clientes du soutien qu'elles reçoivent de leur conjoint, de leur famille et de leurs amis. Voici le genre de questions à poser :

- Votre conjoint (famille et amis) continuera-t-il de boire ou de prendre des drogues durant votre traitement?

- Votre conjoint comprend-il ce qu'implique le traitement des problèmes reliés à l'alcool et aux autres drogues?
- Votre conjoint vous aidera-t-il à réduire votre consommation ou à cesser de boire ou de prendre d'autres drogues?
- Pouvez-vous demander de l'aide à votre conjoint lorsque vous en avez besoin?

Les études ont démontré qu'une personne bénéficie grandement du soutien actif et continu qu'elle reçoit durant le traitement, même si ce soutien ne provient que d'une personne, ami ou membre de la famille.

Obstacles linguistiques et manque de services adaptés à la culture

La langue peut aussi constituer un obstacle majeur au traitement. Les femmes qui ne parlent pas la langue courante n'ont pas tendance à faire appel aux services médicaux, sauf dans une situation d'urgence. Parce qu'elles n'arrivent pas bien à expliquer leur problème dans la langue courante, les médecins ont de la difficulté à établir un diagnostic exact et à prescrire le médicament approprié. Aussi, cela signifie souvent qu'elles ne se rendent chez le médecin que lorsque leur état est très grave.

Les services de traitement de la toxicomanie adaptés à la culture ou offerts dans une langue autre que l'anglais sont difficiles à trouver en Ontario, et rarement axés sur les besoins des femmes.

Avant de diriger une femme vers un organisme qui dit offrir des services de counseling dans plusieurs langues ou adaptés à la culture, il est important de vérifier que ces services sont offerts en tout temps. Il peut très bien s'agir de services qui sont offerts en permanence, mais le tout peut aussi dépendre des compétences linguistiques ou de l'expérience d'un seul membre du personnel actuel.

Là où certaines communautés ethniques comptent beaucoup de membres, il peut être possible de trouver un ou une interprète pour accompagner une femme qui suit un programme de traitement ou obtient du counseling individuel. Il n'est pas avisé de donner le rôle d'interprète à un membre de la famille de la cliente.

Lieu du traitement

Les femmes peuvent devoir parcourir de grandes distances à l'intérieur ou à l'extérieur de leur collectivité pour participer à un programme de traitement ou obtenir certains services, surtout s'il s'agit de services en établissement.

44.

Il est important de vérifier que les clientes ont un moyen de transport et l'argent nécessaire pour se déplacer.

Médicaments psychotropes sur ordonnance

Les programmes de traitement ont souvent des politiques particulières concernant l'usage de médicaments psychotropes sur ordonnance. Parfois, ces politiques sont fonction du cadre dans lequel est offert le programme et du personnel (p. ex. un programme communautaire sans médecin de service par opposition à un programme offert dans un hôpital), ou encore de la philosophie du programme (p. ex. croyance selon laquelle les médicaments psychotropes créent une dépendance).

La plupart des programmes de traitement de groupe exigent des participantes qu'elles s'abstiennent de prendre des benzodiazépines (contre l'anxiété et l'insomnie) pendant la durée de l'intervention de groupe. Ces dernières peuvent toutefois recevoir du soutien ou des services de counseling individuel pendant le sevrage.

Certains programmes n'acceptent pas les femmes qui prennent des antidépresseurs, particulièrement si les membres du personnel croient que ces médicaments ont été prescrits pour composer avec des problèmes d'ordre sociétal et non avec la dépression qu'entraîne un déséquilibre chimique.

D'autres programmes refusent toutes les femmes qui prennent des médicaments pour soigner un problème de santé mentale (maladie affective bipolaire, psychose, etc.) ou décident cas par cas de leur admission, selon la situation de la cliente et les attitudes et compétences du personnel en matière de santé mentale.

QUESTIONS PROPRES AU PROGRAMME CHOISI

Sécurité

Lorsqu'un programme est offert aux hommes et aux femmes, particulièrement les programmes en établissement ou les centres de désintoxication, il est important de s'assurer qu'il emploie du personnel féminin en tout temps et que les femmes ont des quartiers séparés, privés et sécuritaires.

Sexe de l'intervenant

Certaines femmes, particulièrement celles qui ont été agressées par des hommes, peuvent préférer traiter avec une intervenante. Également, cer-

45.

taines femmes immigrantes et réfugiées ne se sentent pas à l'aise devant un médecin de sexe masculin en raison de leurs croyances culturelles ou religieuses.

Les programmes dotés d'un personnel féminin important ont tendance à attirer plus de participantes que les autres programmes.

On peut aider les femmes en trouvant dans la région des intervenantes et femmes médecins qui connaissent les problèmes reliés à l'alcool et aux autres drogues, en vérifiant la proportion de personnel féminin au sein des divers programmes et en s'assurant qu'une cliente dirigée vers un programme pourra traiter avec une intervenante si elle le désire.

Traitements efficaces

Il existe de nombreuses façons d'améliorer les programmes de traitement de la toxicomanie pour les adapter à la réalité des femmes. En général, les programmes de traitements adaptés :

- tiennent compte des besoins précis des femmes en matière de traitement;
- offrent des solutions aux obstacles auxquels les femmes font face lorsqu'elles veulent suivre un traitement et se rétablir;
- offrent aux femmes un environnement sécuritaire adapté à leur façon de penser et d'interagir;
- tiennent compte de la socialisation de la femme, de ses rôles et de son statut au sein de la société;
- emploient des intervenants et intervenantes qui ont examiné et changé au besoin leurs attitudes envers les femmes qui ont des problèmes reliés à l'alcool et aux autres drogues.

Malheureusement, même les programmes adaptés à la réalité des femmes ne pourront pas répondre aux besoins de toutes les clientes. Par exemple, les femmes de minorités culturelles peuvent avoir de la difficulté à satisfaire tous leurs besoins d'une façon qui sera sensible à leur culture. Elles peuvent avoir des besoins spirituels particuliers, réagir différemment selon les approches thérapeutiques choisies ou, encore, avoir une notion différente de la «dépendance».

Vous trouverez ci-après une liste de vérification qui vous aidera à déterminer quel programme convient le mieux aux besoins de chaque cliente.

46.

QU'EST-CE QU'UN TRAITEMENT ADAPTÉ À LA RÉALITÉ DES FEMMES?

Les programmes axés sur la réalité des femmes ou adaptés à leurs besoins :

❑ offrent une vaste gamme de services (services à l'enfance et à la famille, services de santé) ou s'associent à d'autres programmes pour offrir de tels services;

❑ adoptent une approche holistique au traitement et au rétablissement des femmes;

❑ créent un environnement physique et émotif chaleureux et sécuritaire (meubles, philosophie du programme, interactions entre les clients et le personnel);

❑ emploient des intervenantes et nomment des femmes aux postes de direction;

❑ adoptent des politiques contre le harcèlement sexuel;

❑ reconnaissent que la réalité des femmes et des hommes concernant l'usage d'alcool et d'autres drogues est bien différente;

❑ reconnaissent que les femmes ont des besoins différents des hommes sur le plan du traitement;

❑ reconnaissent que les femmes n'ont pas toutes les mêmes besoins sur le plan du traitement;

❑ sensibilisent les femmes aux répercussions de l'alcool et des autres drogues sur leur corps, leurs relations et leur capacité d'adaptation;

❑ comprennent l'importance que les femmes accordent aux relations;

❑ aident les femmes à prendre conscience de leur pouvoir (estime de soi, capacité d'adaptation, formation professionnelle);

❑ soulignent l'importance de prendre soin de soi et de sa santé;

❑ travaillent avec les femmes pour fixer des objectifs en vue du changement;

❑ mettent sur pied des groupes d'entraide pour femmes seulement;

❑ sont ouverts à toutes les femmes, quels que soient leur orientation sexuelle, leur culture, leur âge, leur race, leur statut socio-économique et autre.

47.

Philosophie et exigences des programmes

Certains programmes s'inspirent d'une approche médicale au traitement, alors que d'autres reposent sur les approches cognitivo-comportementale, biopsychosociale ou de réduction des méfaits. Il est important de connaître la philosophie et les exigences des programmes vers lesquels on dirige les clientes pour savoir comment certaines questions (comme la rechute) sont abordées. Par exemple, certains programmes (surtout en établissement) renvoient les participants qui boivent de l'alcool ou prennent des drogues durant leur traitement (se reporter à la section *Approches théoriques et philosophiques* du chapitre 2 pour une explication des diverses approches).

D'autres programmes fixent des exigences d'admission particulières. À certains endroits, par exemple, on demande aux participantes d'avoir cessé leur usage d'alcool ou de drogues pendant une période donnée avant de débuter le traitement, ou on refuse les personnes qui prennent certains types de médicaments psychotropes (entre autres ceux que l'on prescrit en psychiatrie) ou ont des problèmes parallèles (problèmes de santé mentale, démêlés avec la justice, etc.).

D'autres programmes encore exigent des femmes qu'elles se soumettent à un test d'urine pour dépister la présence de drogues. Parfois même, la prise d'urine se fait sous surveillance. Certaines clientes estiment que cette intervention porte atteinte à leur vie privée, ou trouvent l'expérience traumatisante, et peuvent perdre leur motivation ou leur confiance dans le programme. Par conséquent, le personnel des programmes qui utilisent le dépistage doit expliquer aux clientes les motifs de cette intervention, rester à l'écoute des difficultés que cela peut occasionner et accepter d'adopter des solutions de rechange au besoin.

Les personnes inscrites à certains programmes doivent parfois participer à des activités précises (réunions des AA, services religieux, thérapies de groupe, etc).

Il est important d'aviser la cliente de la philosophie et des exigences du programme vers lequel on la dirige. De cette façon, on s'assure que le programme répond bien à ses besoins et on évite les mauvaises surprises.

Orientation sexuelle

Certains programmes, tout particulièrement parmi les programmes pour femmes seulement, offrent des groupes de soutien pour lesbiennes dans un environnement chaleureux. Dans certaines régions, on trouve aussi des groupes de AA pour gais, lesbiennes et bisexuels, et des services de soutien offerts par la communauté gaie. Il importe de rester à l'affût des programmes à l'intention des lesbiennes et des bisexuelles, et de leurs limitations. Il est tout aussi important de reconnaître les peurs et préoccupations des lesbiennes entourant la participation à de tels programmes et de savoir quelles sont les autres sources de soutien qui abordent les questions d'orientation sexuelle et de modes de vie.

Ce que les programmes de traitement offrent aux femmes

De façon générale, les programmes de traitement ont toujours été conçus par des hommes pour des hommes. Le vocabulaire utilisé, le type de counseling offert et les questions abordées reflètent le vécu des hommes. Lorsqu'on traite ensemble des hommes et des femmes, les situations qui suivent se produisent relativement souvent :

- le vocabulaire qu'utilisent les hommes et leur façon d'interagir (entre eux et avec les femmes) déterminent le ton des réunions; les hommes ont tendance à parler continuellement et à interrompre les autres;
- les femmes ont tendance à materner les hommes du groupe;
- les femmes n'ont habituellement pas l'occasion d'aborder les questions qui leur sont propres;
- des tensions sexuelles s'installent et des relations se forment entre certaines personnes.

Dans certains cas toutefois, les groupes mixtes s'avèrent la meilleure option possible pour les raisons suivantes :

- certaines femmes préfèrent suivre un traitement au sein d'un groupe qui inclut des hommes;
- il n'est pas toujours possible d'avoir accès à un groupe pour femmes seulement qui soit approprié;
- grâce au soutien d'une animatrice ou d'un animateur chevronné et des autres membres du groupe, les femmes peuvent aborder des sujets en compagnie d'hommes, et prendre conscience de leur pouvoir face à certaines situations.

On peut accroître l'efficacité des groupes mixtes auprès des femmes de plusieurs façons :

- employer un grand nombre d'intervenantes et nommer des femmes à la direction du programme; elles pourront servir de modèles aux clientes et s'assurer que la programmation tient compte des besoins et des styles des femmes;

• tenter d'éliminer les préjugés et les comportements fondés sur le sexe (tant de l'intervenant(e) que des clients), et le langage sexiste; encourager la participation à part égale de tous les membres du groupe, etc.;

AVANTAGES DES GROUPES POUR FEMMES SEULEMENT

❑ Les femmes ont des préoccupations dont elles n'aiment pas discuter en présence d'hommes, par exemple :

- le fonctionnement de leur corps et la façon dont il réagit à l'alcool et aux autres drogues;
- les questions propres au système reproductif (le syndrome prémenstruel, la grossesse, la ménopause);
- les questions alimentaires (qui préoccupent les femmes plus que les hommes);
- la violence faite aux femmes (habituellement par les hommes);
- leurs sentiments concernant leurs compétences maternelles;
- la sexualité et les comportements sexuels sous l'influence de l'alcool ou d'autres drogues.

❑ Les femmes se comprennent mieux entre elles et peuvent discuter de leurs expériences similaires.

❑ Il est plus facile d'éliminer le langage sexiste.

❑ Les femmes s'expriment habituellement différemment des hommes; elles ont tendance à établir des liens plutôt qu'à se faire concurrence.

❑ Les femmes se donnent davantage de soutien physique en se touchant par exemple.

❑ Les femmes apprennent à se valoriser et peuvent servir de modèles entre elles.

❑ Les femmes ne sont pas traitées comme des objets sexuels.

❑ Si elles se retrouvent entre elles, les femmes sont plus susceptibles de discuter de leurs problèmes au lieu de prendre soin des hommes ou de tenter de leur plaire.

❑ Les femmes peuvent apprendre à s'affirmer.

- s'assurer que les hommes ne sont pas plus nombreux que les femmes au sein du groupe et qu'une femme ne se retrouve pas seule dans un groupe d'hommes;
- faire en sorte qu'il y ait au moins une femme à la tête de tous les groupes mixtes; un groupe ne devrait pas avoir deux animateurs du même sexe.

QUESTIONS RELATIVES AU TRAITEMENT

Les problèmes des femmes reliés à l'alcool et aux autres drogues coïncident souvent avec d'autres situations problématiques de violence physique et sexuelle, d'alimentation, de sexualité, de dépression ou d'autodestruction (automutilation ou suicide). Bien qu'on ne puisse pas toujours déterminer laquelle parmi la situation problématique ou la dépendance a précédé l'autre, on doit s'assurer d'aborder les deux questions durant le traitement et à l'étape des soins continus (p. ex. groupes de suivi).

Les femmes qui s'inscrivent à un traitement de la toxicomanie ne sont pas toujours conscientes du besoin d'aborder les autres aspects épineux de leur vie, ou ne veulent tout simplement pas en parler. Elles seront toutefois plus disposées à discuter de leurs expériences, de leurs sentiments et de leurs préoccupations si on leur pose des questions de façon naturelle et sans porter de jugement. Il est important d'offrir son soutien lorsqu'une femme discute, en surface ou en profondeur, de questions qu'elle est prête (ou non) à aborder.

Lorsqu'on s'apprête à diriger une femme vers un programme de traitement de la toxicomanie spécialisé, il importe de vérifier si la cliente aura l'occasion d'y aborder les autres aspects problématiques de sa vie ou, du moins, y obtenir le soutien nécessaire pour trouver un intervenant, une intervenante ou un programme qui lui permettra de les aborder.

Il se peut que vous décidiez, de concert avec la cliente, de continuer de la voir pour explorer davantage un des aspects problématiques de sa vie, mais de trouver un autre spécialiste qui l'aidera à régler ses autres problèmes. Vous devrez alors élaborer un plan d'orientation de la cliente et vous assurer que toutes les parties concernées s'entendent sur les objectifs de traitement. Considérez les points suivants : L'intervenant(e) ou programme recommandé a-t-il la même approche que vous à l'égard des problèmes liés à l'alcool et aux autres drogues? La personne se sent-elle à

51.

l'aise à l'idée d'intervenir pour aider une femme à régler certains problèmes alors qu'elle s'attaque en même temps à des problèmes reliés à
l'alcool et aux autres drogues? Quelle est sont approche face à la rechute?
Le style d'intervention auprès des femmes est-il similaire au vôtre?

Colère

Certaines clientes ressentiront leur colère sans alcool ou autre drogue pour
la première fois. Elles devront apprendre à la reconnaître et à y faire face.

- Elles auront peut-être besoin qu'on les aide à comprendre les raisons
de leur colère et à l'exprimer avec assurance (et non de façon passive
ni trop agressive).
- L'expression de ses sentiments constitue un geste positif qui améliore
l'idée qu'une femme se fait d'elle-même et sa capacité de s'affirmer.
- Les femmes qui expriment leurs sentiments profonds de façon saine
sont moins portées que les autres à avoir recours à l'alcool ou aux
autres drogues pour composer avec leurs problèmes.

Culpabilité et honte

Les femmes qui participent à un programme de traitement éprouvent souvent une honte et une culpabilité énormes. Bien qu'elles doivent examiner
leur comportement de façon critique, il est important qu'elles le fassent
dans un cadre impartial.

- Les femmes n'ont pas toujours le contrôle sur les événements de leur
vie; elles ne doivent pas être tenues automatiquement responsables
de tout ce qui leur arrive.
- Lorsqu'elles peuvent apporter un réel changement, on doit soutenir
leurs efforts et non leur rappeler leurs échecs.

Les mères qui suivent un traitement se sentent particulièrement coupables
en raison des répercussions que leur dépendance et leur style parental ont
eues sur leurs enfants.

- Elles doivent croire qu'elles peuvent être de bonnes mères; elles peuvent avoir besoin d'une formation pour améliorer leurs compétences
parentales.
- Les femmes ont besoin de temps pour surmonter leurs sentiments de
culpabilité; elles doivent reconnaître les répercussions de leur dépendance sur leurs enfants (parfois même durant la grossesse), mais
doivent également prendre conscience des changements qu'elles ont
apportés et orienter leur vie dans la bonne direction.

Violence physique et sexuelle

Bon nombre de femmes qui ont des problèmes reliés à l'alcool ou aux autres drogues, sinon la plupart d'entre elles, ont subi la violence physique ou sexuelle (y compris l'agression sexuelle) au cours de leur vie. Certaines d'entre elles peuvent vivre une relation violente au même moment où elles suivent un programme de traitement.

Souvent, les femmes qui ont vécu ce type de violence ont peu d'estime d'elles-mêmes, se sentent déprimées et ressentent de la peur, de l'anxiété, de la colère, de la honte et de l'impuissance. Il est important d'examiner ces sentiments, en même temps que la violence sous-jacente et les problèmes reliés à l'alcool ou aux autres drogues.

Lorsqu'une cliente vous dit qu'elle a subi la violence, elle doit sentir que vous la croyez, qu'elle n'est pas responsable de ce qui lui est arrivé et qu'elle peut obtenir de l'aide. Les personnes qui doivent composer avec la violence (souvenirs, sentiments) courent le risque de faire une rechute. La rechute doit donc être intégrée au traitement, et non constituer un motif de rejet (se reporter au livre *The Courage to Heal* de Ellen Bass et Laura Davis).

Il est essentiel avant tout d'assurer la sécurité des femmes et de ne pas négliger la possibilité qu'une cliente adopte des comportements autodestructeurs (y compris l'automutilation en se coupant ou en se brûlant, le suicide) ou soit victime de violence dans sa relation.

Les femmes qui subissent les mauvais traitements d'un conjoint ou vivent d'autres situations violentes doivent développer la confiance et les compétences nécessaires pour se protéger. Par exemple, elles peuvent avoir besoin d'un lieu sûr où se réfugier (maison d'hébergement, programme de traitement en établissement) dans l'éventualité d'un épisode de violence, et planifier la façon de s'y rendre.

Les femmes qui suivent un traitement maltraitent parfois leurs enfants. Dans ce cas, il est important d'assurer la sécurité des enfants. La loi oblige les intervenants à rapporter tout cas de violence faite aux enfants à un organisme d'aide à l'enfance compétent. Si vous devez rapporter un cas de violence, avisez-en la mère et, si possible, obtenez son accord.

Quelques mots sur l'arrêt de l'usage de drogues : Lorsque les gens cessent de prendre de l'alcool ou d'autres drogues de façon régulière, on s'attend à ce qu'ils se sentent mieux qu'auparavant. Pourtant, c'est souvent le contraire qui se produit, surtout au début. Par exemple, les femmes qui ont subi la violence physique ou sexuelle peuvent ressentir une foule d'émotions à la fois, parfois sans les comprendre, et avoir des flash-back.

53.

Elles peuvent alors recommencer à prendre de l'alcool ou d'autres drogues pendant quelque temps, ou faire une rechute importante.

Il est important de connaître toutes les implications des flash-back lorsqu'on intervient auprès de femmes ayant vécu la violence. Vous trouverez d'excellentes explications dans le livre Trauma and Recovery, *de Judith Herman.*

Stratégies d'adaptation appropriées

Les femmes qui apprennent à faire face à leurs problèmes sans avoir recours à l'alcool et aux autres drogues doivent adopter des stratégies constructives, qui comprennent entre autres :
- l'établissement d'objectifs personnels
- la planification financière
- les compétences parentales
- la communication et l'interaction
- la création d'un réseau de soutien (famille et amis, groupes d'entraide, réseau de garde d'enfants)
- l'apprentissage d'une plus grande affirmation de soi
- l'établissement de limites
- la gestion du stress et des situations de crise
- la gestion du quotidien à la suite du traitement
- les techniques de rééquilibrage
- la compréhension de l'estime de soi
- l'apprentissage de ses droits
- le lien entre la violence faite aux femmes et l'usage d'alcool et d'autres drogues
- la perte et le deuil
- les relations et la confiance
- les sports et loisirs

Alimentation

Certaines femmes consomment de la nourriture de la même façon que l'alcool ou les autres drogues. Les femmes qui se mettent à consommer certains aliments de façon excessive pour obtenir un sentiment de bien-être peuvent devoir changer ce comportement, tout comme s'il s'agissait d'une dépendance à l'alcool ou à une autre drogue.

On ne peut pas vivre sans manger. Les femmes qui sont anorexiques ou boulimiques, qui mangent de façon compulsive ou qui se privent de nourriture doivent obtenir l'aide nécessaire pour adopter un régime alimentaire normal et sain. Pour cela, elles doivent :

- comprendre pourquoi elles s'alimentent ainsi; il pouvait s'agir à l'origine d'un désir de perdre du poids, d'une façon d'exercer du contrôle sur leur vie ou d'une réaction à un besoin d'ordre social ou émotif;
- apprendre à déterminer si elles mangent parce qu'elles ont faim, parce qu'il s'agit d'une habitude, ou parce qu'elles s'ennuient ou sont anxieuses;
- modifier leurs rapports avec la nourriture et l'alimentation; elles doivent abandonner leur régime amaigrissant et se mettre à manger normalement;
- accepter et apprécier leur silhouette et leur poids-santé; il est bon de leur rappeler qu'il n'existe pas de silhouette et de poids-santé «normal» (ou idéal);
- trouver plaisir dans des activités autres que celle de manger.

Les troubles alimentaires peuvent parfois causer la mort. Il peut donc être nécessaire de diriger une cliente vers des services spécialisés.

Aide financière, juridique et à l'emploi

Les femmes qui s'inscrivent à un programme de traitement ont parfois des problèmes d'ordre monétaire ou juridique, ou encore des problèmes liés à leur emploi.

Questions financières

Certaines femmes pourraient avoir de la difficulté à assumer les coûts associés au programme et avoir besoin d'aide financière pour les frais de garde d'enfants, d'hébergement ou de transport. D'autres ne peuvent pas se permettre la perte de revenu qu'occasionne le traitement.

Renseignez-vous sur le soutien financier offert aux femmes auprès des bureaux municipaux et provinciaux de services sociaux et d'aide à l'enfance et à la famille. Présentez également à vos clientes diverses options de traitement afin qu'elles puissent choisir celle qui convient le mieux à leur situation financière.

Questions juridiques

Certaines clientes peuvent devoir régler des questions d'ordre juridique avant de commencer le traitement ou durant celui-ci. Elles pourraient avoir besoin de temps pour se présenter devant les tribunaux ou encore d'un

55.

soutien juridique continu durant le traitement. Les questions juridiques les plus courantes qui touchent les femmes toxicomanes incluent la garde d'enfants, les requêtes de séparation ou de divorce, le harcèlement (par un conjoint violent ou un ex-conjoint violent) et les accusations relativement à des infractions comme la conduite en état d'ivresse, la possession ou la vente de stupéfiants et le vol.

Les programmes de traitement de la toxicomanie ne sont pas tous disposés à admettre des femmes qui ont des accusations en instance ou qui n'ont pas décidé d'elles-mêmes de suivre un traitement (décision de la cour). Certains programmes fixent des règles précises concernant le temps pendant lequel une participante peut s'absenter pour rencontrer son avocat ou se présenter devant les tribunaux. Une cliente aux prises avec des problèmes d'ordre juridique doit connaître les règles du programme qu'elle s'apprête à suivre. De même, le personnel du programme doit être au courant que la cliente aura peut-être besoin de s'absenter pour régler ses problèmes juridiques.

Les femmes qui doivent rendre compte de leurs gestes à un organisme de protection de l'enfance ou d'administration de la justice doivent comprendre les obligations juridiques des personnes qui interviennent auprès d'elles, les limites du secret professionnel, la place qu'occupe le consentement de la cliente et les questions entourant la consommation d'alcool et d'autres drogues. Par exemple, une intervenante pourrait être appelée à procurer à un organisme de protection de l'enfance ou à un agent de probation ou de liberté conditionnelle des renseignements sur la consommation d'alcool et d'autres drogues d'une femme, ou sur le déroulement de son traitement. Les intervenants ou intervenantes doivent discuter de ces questions avec les clientes afin d'assurer leur sécurité, tout en respectant leurs obligations (se reporter à l'annexe à la fin de cette section pour obtenir plus de détails sur ces questions).

Questions d'emploi

Certaines femmes peuvent avoir besoin d'aide sur le plan du travail, surtout après le traitement, à l'étape du suivi. Elles peuvent avoir besoin qu'on les aide à obtenir congé du travail pour suivre le traitement, suivre des cours ou une formation, trouver un emploi, changer d'emploi ou régler des questions de harcèlement ou autre relativement au travail. Il faudra peut-être alors les diriger vers des programmes d'éducation permanente, de rattrapage ou de recyclage, ou encore vers des services d'orientation professionnelle, et s'assurer qu'elles obtiennent le soutien continu de leur employeur, si possible par l'entremise du programme d'aide aux employés ou de l'infirmière de la compagnie.

Questions de santé
Soins de santé
Les soins de santé font partie intégrante de tout programme de traitement. Chez les femmes, qui subissent les effets physiques de l'alcool et des autres drogues plus rapidement que les hommes, ces soins sont particulièrement importants.

Si votre cliente est inscrite à un programme qui n'offre aucun service de santé, vous devrez peut-être l'aider à trouver un médecin qui assurera son suivi médical.

Pour assurer leur santé physique et mentale, les femmes ont besoin de services médicaux courants :
- examen médical annuel (y compris un test Pap);
- diagnostic et traitement des problèmes de santé physique et mentale;
- renseignements sur les moyens de protection lors des rapports sexuels;
- renseignements sur les questions de contraception et de planification des naissances, s'il y a lieu;
- tests de grossesse et soins périnatals;
- éducation-santé (p. ex. nutrition, forme physique, affirmation de ses besoins auprès des spécialistes de la santé);
- structure du sommeil.

Les services médicaux traditionnels peuvent parfois être jumelés à d'autres types de services de santé, comme la chiropratique, la massothérapie, la naturopathie et l'acuponcture. Ces services de santé parallèles, par contre, ne sont habituellement pas couverts par les régimes provinciaux d'assurance-maladie.

Maladies transmissibles sexuellement (MTS)
Les femmes qui ont des problèmes reliés à la consommation d'alcool et d'autres drogues courent de grands risques de contracter des maladies transmissibles sexuellement, surtout si elles se piquent, ont des rapports sexuels avec quelqu'un qui se pique, ont de nombreux partenaires sexuels ou se prostituent pour se payer de la drogue. Les maladies transmissibles sexuellement incluent l'hépatite B, l'hépatite C et le VIH (qui cause le sida).

57.

- Toutes les drogues, mais particulièrement l'alcool, affaiblissent le système immunitaire et rendent l'organisme vulnérable aux infections.
- Lors des rapports sexuels, la personne qui reçoit les fluides court le plus grand risque d'infection.
- Sous l'effet de l'alcool et des autres drogues, les capacités de raisonner et de prendre des décisions sages sont réduites; une femme qui a pris de la drogue pourrait par exemple accepter d'avoir des rapports sexuels sans condom ou avec une personne à risque.
- Le taux de violence conjugale est particulièrement élevé chez les femmes qui ont un problème liés à l'alcool ou aux autres drogues; les femmes se retrouvent souvent incapables de s'affirmer et fixer des limites au sein de leur couple et peuvent, contre leur gré, avoir des rapports avec de nombreux partenaires ou sans condom, ou encore échanger des seringues.
- Les hommes qui fréquentent les prostitués offrent parfois beaucoup d'argent pour avoir des rapports sexuels sans condom; les prostituées peuvent trouver difficile de refuser une telle offre si leur priorité est de se payer de la drogue.

Les femmes doivent pouvoir obtenir facilement des renseignements fiables sur la façon de se protéger contre le VIH et les autres MTS. On peut diminuer les risques d'infection que court une femme lorsqu'on l'encourage à :
- contrôler sa consommation d'alcool ou d'autres drogues;
- adopter des pratiques sexuelles sûres (condom, digue);
- éviter d'avoir des rapports sexuels avec de nombreux partenaires, avec un usager de drogues injectées, ou sans protection (même avec un partenaire régulier);
- se renseigner sur la façon d'obtenir des seringues propres et de stériliser les seringues (eau de javel et eau); ne pas partager des seringues (même avec son conjoint et les membres de sa famille).

Il est important d'informer les femmes à propos des organismes qui offrent des renseignements sur les pratiques sexuelles sûres (bureaux de santé publique, cliniques médicales), sur l'obtention de seringues propres et sur la stérilisation d'accessoires d'injection.

Le sida ou le VIH occasionnent une foule d'autres problèmes que doivent aborder l'intervenant ou l'intervenante et les clientes atteintes. Entre autres :

58.

- les femmes atteintes du sida ou du VIH doivent décider si elles veulent divulguer leur état de santé; les personnes qui admettent qu'elles ont le sida ou sont porteuses du VIH peuvent être victimes de discrimination au moment de chercher un logement ou un emploi, ou au moment de faire appel à certains services;
- les intervenants ou intervenantes de femmes qui ont divulgué leur état pourraient devoir s'assurer que leurs clientes obtiennent les services dont elles ont besoin;
- les femmes atteintes devront faire face à leur propre mort et à celle des proches ou autres membres de la famille pouvant aussi être infectés.

Les femmes atteintes doivent obtenir le soutien nécessaire pour cesser de prendre de l'alcool ou des drogues, ou réduire leur consommation. Les intervenants ou intervenantes qui s'occupent d'elles doivent être sensibilisés aux questions entourant le sida et le VIH et procurer un environnement non discriminatoire.

Bon nombre de publications portent sur le VIH et le traitement de la toxicomanie chez les personnes atteintes. Entre autres, la Fondation de la recherche sur la toxicomanie met à la disposition des spécialistes de la toxicomanie le document *Le Client séropositif - Manuel à l'intention des professionnels du traitement de la toxicomanie*, préparé par Michael McCrimmon et Kate Tschakovsky. Le ministère de la Santé et l'organisme de traitement de la toxicomanie de votre province offrent également des publications et des directives sur le sujet.

Questions reliées à la santé mentale

Les femmes qui ont des problèmes reliés à l'alcool ou aux autres drogues ont parfois également des problèmes de santé mentale. Parmi les plus courants on note la dépression, l'anxiété, l'agoraphobie (peur des espaces libres et des lieux publics) et les troubles de stress post-traumatique. Les femmes qui souffrent d'un traumatisme grave découlant de la violence physique ou sexuelle peuvent également avoir des troubles de personnalités multiples.

Lorsqu'elles cessent de prendre de l'alcool ou d'autres drogues, certaines femmes se mettent à ressentir une foule d'émotions. Pour connaître les risques de rechute d'une cliente, il importe de vérifier si les drogues lui servaient de «médicament» contre ses problèmes de santé mentale. On peut vérifier la fonction des drogues en déterminant, avec la cliente, le moment auquel elle s'est mise à en consommer excessivement et les sentiments ou émotions qui l'on poussée à le faire.

59.

Les effets de certaines drogues peuvent ressembler à des problèmes de santé mentale. En principe, on devrait attendre qu'une femme ait cessé de consommer de l'alcool ou toute autre drogue avant de diagnostiquer chez elle des problèmes de santé mentale et prescrire un ou des médicaments. Par exemple, la consommation excessive d'alcool à long terme produit parfois des effets semblables à ceux de la dépression, et certaines drogues illégales occasionnent des comportements psychotiques (hallucinations).

Il est bon d'établir une relation de travail étroite avec un ou une psychiatre qui connaît les questions entourant l'alcool ou les autres drogues, ou avec le personnel d'une clinique qui traite souvent des personnes qui ont des troubles parallèles.

Prévention des rechutes

De nombreuses clientes consommeront une ou plusieurs fois de l'alcool ou d'autres drogues de façon excessive à la suite d'une période d'abstinence ou d'usage réduit. Il s'agit d'une étape normale de tout processus de rétablissement qui exige un changement majeur de mode de vie et l'apprentissage de nouvelles compétences. Lorsqu'ils sont de courte durée et n'arrivent qu'une fois, ces épisodes de consommation sont considérés comme des défaillances momentanées. Lorsqu'ils durent longtemps et sont plus graves, il s'agit plutôt de rechutes.

De nombreuses situations peuvent entraîner une défaillance momentanée ou une rechute. Les femmes qui font des rechutes n'ont pas automatiquement besoin de suivre un nouveau traitement. Certaines devront plutôt réexaminer leurs stratégies de prévention des rechutes, alors que d'autres auront besoin d'aide pour aborder certains aspects actuels ou passés (p. ex. traumatisme) de leur vie.

Les femmes qui ont fixé pour objectif de réduire l'alcool et les autres drogues devront peut-être choisir l'abstinence complète si elles n'arrivent pas à garder le contrôle de leur consommation. De la même façon, celles qui ont choisi l'abstinence complète mais font continuellement des rechutes pourraient devoir reprendre le traitement, ou s'inscrire à un programme plus intensif.

Pour éviter les rechutes, les femmes doivent bien comprendre les rouages de la toxicomanie, et développer la confiance et les capacités nécessaires pour modifier leur vie.

Comprendre les rouages de la toxicomanie signifie :
- reconnaître les situations dangereuses, c'est-à-dire dans quelles circonstances ou situations les femmes sont plus susceptibles de boire ou de prendre d'autres drogues :
- émotions déplaisantes (colère, tristesse, anxiété, etc.)
- inconfort physique (tensions prémenstruelles, douleurs, etc.)
- forte envie de boire ou de prendre des drogues (envies passagères, rêves sur l'alcool ou les drogues, etc.)
- conflits avec d'autres personnes (disputes, bagarres, etc.)
- surestimation du contrôle personnel (sortir dans un bar, fréquenter des amis qui prennent beaucoup d'alcool ou de drogues, etc.)
- pressions sociales (lors d'une fête ou d'une occasion spéciale, de la part d'un conjoint qui boit ou prend d'autres drogues, etc.)
- émotions plaisantes (pour se récompenser, etc.)
- événements spéciaux heureux, où il est normal de boire ou de prendre d'autres drogues (mariages, célébrations religieuses, fêtes, etc.);
- comprendre les réactions physiques et émotives susceptibles de se produire au cours des premiers jours, des premières semaines et des premiers mois suivant l'abstinence (afin que ces réactions ne deviennent pas un motif de rechute);
- comprendre son profil de consommation et les facteurs déclencheurs (p. ex. quels jours de la semaine sont plus propices à la consommation, quels moments durant la journée, dans quelles circonstances, quelles sont les situations à risque élevé et les situations qui présentent le moins de risque);
- déterminer quelles stratégies d'adaptation utiliser en situation de risque élevé, quelles stratégies ont fonctionné dans le passé et lesquelles devraient fonctionner maintenant.

Développer la confiance et les capacités nécessaires signifie :
- mettre en pratique ses capacités d'adaptation - en passant graduellement des situations à faible risque aux situations à risque élevé;
- prendre conscience de ses forces, de ses sources de soutien et des stratégies d'adaptation efficaces;
- apprendre à anticiper les situations difficiles et à y faire face;
- créer un réseau de soutien, établir un «plan d'urgence» en cas de problèmes et apprendre à le mettre en pratique (téléphoner aux gens lorsque tout va bien, mais aussi lorsqu'on a besoin de soutien, etc.)

Il existe divers modèles et outils en vue d'identifier les situations dangereuses et d'élaborer des stratégies pour y faire face. Entre autres, la Fondation de la recherche sur la toxicomanie met à votre disposition la *Liste des occasions de consommation (LOCA-100)* et le *Questionnaire de confiance situationnelle (QCS-39)*.

Relations interpersonnelles durant le traitement

Les femmes sont plus portées que les hommes à se préoccuper et à se sentir responsables des relations qu'elles entretiennent. Par conséquent, elles ont souvent plus de facilité à apporter les changements désirés à leur vie lorsque leurs enfants, conjoint, parents ou amis participent au traitement.

Qui fait partie de la famille ou du réseau de soutien d'une femme?

Le mot famille englobe différents types de relations. Les clientes doivent elles-mêmes définir leur famille, qui pourrait inclure :

- un mari, des enfants et des proches parents (famille conventionnelle);
- une conjointe et des amis proches (couple de lesbiennes);
- des enfants seulement (famille monoparentale);
- les enfants d'un conjoint (famille reconstituée);
- des parents, frères et soeurs (famille d'origine);
- un conjoint de fait;
- des colocataires;
- des voisins.

Les femmes doivent ressentir que les personnes qui interviennent auprès d'elles ne portent aucun jugement sur leur façon de vivre, quelle que soit leur «famille».

Remarque importante : Les femmes lesbiennes et bisexuelles font parfois part de leur orientation sexuelle à certains membres de leur famille seulement. Il est important de respecter les décisions de chaque femme à cet égard.

Problèmes reliés à la consommation au sein de la famille

Il n'est pas toujours facile ni approprié de faire participer les membres de la famille ou de l'entourage d'une femme au traitement s'ils ont eux-mêmes des problèmes reliés à l'usage d'alcool ou d'autres drogues. Entre autres :

- le père, la mère, les frères ou les soeurs d'une cliente peuvent avoir des problèmes reliés à la consommation d'alcool ou d'autres drogues;
- son conjoint, ou encore un ami ou une amie proche, peut avoir de tels problèmes;
- ses enfants peuvent avoir des malformations congénitales reliées à l'alcool ou aux autres drogues et des difficultés face au parent qui consomme ces substances;
- ses enfants peuvent également faire usage d'alcool et d'autres drogues;
- ses enfants peuvent avoir d'autres troubles du comportement.

Parfois, la famille et les amis d'une femme l'encouragent directement ou indirectement à continuer de consommer de l'alcool ou d'autres drogues. Certains nient le problème s'ils croient que le traitement dérangera leur routine ou changera la cliente et sa façon d'interagir avec eux. D'autres le nient parce qu'ils consomment eux-mêmes de l'alcool ou d'autres drogues.

Responsabilisation

Les femmes sont souvent considérées comme étant «codépendantes» parce qu'elles sont portées à adapter leurs actions au comportement de l'autre, particulièrement leur conjoint, pour faire fonctionner la relation. Le mot «codépendance» est une étiquette négative qui condamne les femmes parce qu'elles essaient de sauvegarder leurs relations. Il est surtout utilisé pour parler des femmes qui vivent avec un conjoint ou un enfant qui fait usage d'alcool ou d'autres drogues. Si c'est le conjoint qui a des problèmes reliés à l'usage d'alcool ou de drogues, les femmes sont souvent obligées d'assumer les rôles et responsabilités qu'il a délaissés. Si c'est l'enfant, elles tenteront parfois de le surprotéger.

Il serait bon de cesser de blâmer les femmes et de les aider à reconnaître que la société les a conditionnées à plaire aux autres, à prendre soin des autres et à assumer la plus grande part des responsabilités lorsqu'il s'agit de faire fonctionner une relation.

Isolement social

Les femmes qui ont des problèmes reliés à l'alcool et aux autres drogues s'isolent souvent de leurs proches et perdent contact avec eux. Toutefois, il est particulièrement important pour les femmes d'entretenir des relations saines pour leur valorisation et leur croissance personnelle.

63.

Capacités d'interaction

Il est important de tenter d'aider les clientes et leurs proches à équilibrer leurs rapports. Les femmes doivent prendre autant soin d'elles-mêmes que de leurs relations. Par ailleurs, elles ne doivent pas être condamnées ou critiquées parce qu'elles maternent trop leur entourage ou ajustent leur comportement à celui des autres. Il s'agit là plutôt de qualités; les femmes doivent tout simplement apprendre à prendre davantage soin d'elles-mêmes pour atteindre un équilibre.

Les femmes qui suivent un programme de traitement doivent également trouver une harmonie entre l'autonomie et l'interdépendance. Elles peuvent avoir besoin d'aide pour apprendre à :
- donner, mais aussi à prendre dans la relation
- avoir confiance en leurs compétences parentales
- établir des rapports avec les membres de leur famille, des amis, des membres de groupes confessionnels, d'organismes, etc.

Lorsque leur conjoint participe au traitement (si cela est approprié), les femmes peuvent examiner la dynamique de la relation et tenter d'équilibrer autonomie et interdépendance.

En participant au traitement d'une cliente, les parents et amis peuvent :
- apprendre comment aider la cliente à modifier son comportement et à ne pas encourager le maintien du problème;
- prendre conscience que la cliente modifiera peut-être certains comportements qu'ils auront de la difficulté à accepter (p. ex. une plus grande affirmation);
- régler certains de leurs propres problèmes en rapport à la cliente et à son usage d'alcool ou d'autres drogues;
- apprendre à agir avec elle de façon à augmenter son estime de soi et sa capacité de s'affirmer;
- examiner les répercussions du nouveau mode de vie de la cliente sur leur propre vie;
- prendre conscience de leurs propres problèmes reliés à l'alcool ou aux autres drogues, le cas échéant, et faire appel à des services de counseling ou à un programme de traitement.

Les groupes de soutien pour femmes, les groupes d'entraide, les groupes de sensibilisation pour parents et les haltes-accueil pour parents et enfants peuvent aider à résoudre certaines de ces questions.

64.

Compétences parentales

De nombreuses femmes associent leur identité à leurs compétences parentales et à leur capacité d'être ou non une «bonne» mère. L'éducation des enfants peut également constituer une source d'anxiété et de culpabilité, surtout chez les femmes qui consomment de l'alcool ou d'autres drogues qui ont peu d'estime d'elles-mêmes et qui reconnaissent que l'alcool et la drogue ont des répercussions sur elles et leurs enfants. Par conséquent, les programmes de traitement qui abordent les rapports mère-enfants ont tendance à attirer et à motiver les femmes ayant des enfants.

Les programmes de traitement qui ont une garderie ou d'autres services pour les enfants aident beaucoup à soulager le stress des mères qui n'ont personne sur qui compter pour garder leurs enfants ou qui ont peur de se les faire enlever. Dans certains cas, le simple fait d'aménager une aire supervisée où les enfants peuvent dessiner en attendant leur mère fait toute la différence.

Les enfants de mères qui font un usage abusif d'alcool ou d'autres drogues peuvent nécessiter des services spéciaux (évaluation et orientation vers des services, éducation, groupes d'entraide ou autres) parce qu'ils ont grandi dans des familles où l'alcool et les autres drogues occupaient une place prépondérante. Entre autres, ils peuvent avoir besoin qu'on les écoute, qu'on leur explique ce qu'est l'usage d'alcool et de drogues et ce qu'il provoque chez leur mère, et qu'on leur indique les transformations que subit leur mère durant le traitement. Certains enfants peuvent croire qu'ils sont responsables des problèmes de leurs parents, et auront besoin qu'on les rassure du contraire.

Les enfants qui ont des troubles de développement ou autre (p. ex. lésions congénitales liées à l'alcool) en raison de la consommation de drogues de leur mère durant la grossesse peuvent avoir besoin de services spécialisés.

S'ils sont assez âgés, les enfants des clientes pourraient participer à certaines discussions sur l'usage d'alcool ou d'autres drogues dans le cadre du programme de traitement de leur mère.

Il est important d'assurer la sécurité des enfants. Certains peuvent être maltraités par leur père ou le conjoint de leur mère, par un membre de la famille ou même, à l'occasion, par leur mère.

Les mères qui boivent ou prennent des drogues pourraient bénéficier d'un programme d'acquisition de compétences parentales qui enseigne des stratégies d'adaptation et leur montre comment améliorer la santé physique, mentale et émotive de leurs enfants. Elles pourraient apprendre à :

65.

- offrir des soins physiques appropriés à leurs enfants;
- stimuler leurs enfants en parlant avec eux, en leur lisant des histoires, en faisant avec eux des activités physiques et en les exposant à toutes sortes de situations et de milieux;
- créer un environnement sécuritaire où règne la confiance;
- augmenter l'estime de soi et la confiance en soi de leurs enfants;
- aider leurs enfants à établir des rapports sains avec les membres de leur famille et leurs amis;
- fixer des limites et adopter des méthodes de discipline appropriées;
- augmenter leur confiance dans leurs compétences parentales, s'intéresser à la vie de leurs enfants et trouver du bonheur auprès d'eux.

Remarque : Les services de counseling familial et de protection de l'enfance, les groupes de soutien pour femmes, les groupes d'entraide, les groupes de soutien et d'éducation pour parents peuvent également conseiller les femmes en matière de relations et d'éducation des enfants.

Sexualité

Certaines clientes n'ont jamais eu de rapports sexuels sans s'intoxiquer. Lorsque ces personnes ne peuvent plus compter sur l'alcool ou une autre drogue, tout genre de proximité ou d'intimité (surtout d'ordre sexuel) peut engendrer de la peur ou de l'anxiété. Les femmes qui ont pour la première fois des rapports sexuels sans s'intoxiquer doivent apprendre à reconnaître comment leur corps et leurs émotions réagissent dans cette situation. Il peut être utile d'encourager les femmes à explorer seules leur propre corps avant d'avoir des rapports avec un partenaire.

Le counseling peut donner aux femmes l'occasion de discuter de leurs peurs et de faire face à leurs émotions. Il peut également leur procurer des renseignements sur :

- le fonctionnement du corps de la femme et ses réactions probables lors des premiers rapports sexuels sans drogue;
- les questions de reproduction et de contraception;
- les façons de se donner le droit d'avoir des rapports sexuels ou de dire «non»;
- les façons d'éviter les infections.

De nombreuses femmes qui ont été victimes de violence physique ou sexuelle consomment de l'alcool ou d'autres drogues pour refouler leurs

66.

sentiments au moment d'avoir des rapports sexuels. Elles pourraient avoir besoin d'examiner leurs sentiments à l'égard des hommes et de discuter de la différence entre les rapports sexuels et l'amour.

D'autres femmes pourraient s'interroger quant à leur orientation sexuelle ou se demander si elles annonceront leurs préférences à leur entourage. Les clientes qui sentent qu'on ne les juge pas et qu'on les accepte comme elles sont pourront mieux composer avec la situation et éviter les rechutes.

Initiative personnelle et entraide

De nombreuses femmes aux prises avec des problèmes reliés à l'alcool ou aux autres drogues préfèrent les interventions les moins dirigées possibles. Elles sentent qu'elles peuvent se rétablir plus facilement par elles-mêmes, avec l'aide de personnes en qui elles ont confiance.

L'initiative personnelle

Les femmes sont souvent capables de régler leurs problèmes seules ou avec l'aide d'amis, suivant une méthode informelle.

Les femmes qui commencent à boire ou à prendre des drogues de façon excessive s'aperçoivent parfois qu'elles peuvent réduire ou cesser leur consommation à l'aide de méthodes d'initiative personnelle.

- Il existe sur le marché plusieurs programmes, cassettes et manuels d'initiative personnelle.
- Les femmes devraient choisir une méthode d'initiative personnelle qui convient à leur système de valeurs et qu'elles pensent ne pas abandonner.
- Les femmes qui suivent un programme d'initiative personnelle ne font face à aucun obstacle structurel : la garde d'enfants et l'emplacement géographique ne causent aucun problème; les coûts sont peu élevés; les aînées, les femmes handicapées et les femmes qui ont des horaires de travail inhabituels peuvent suivre le programme facilement à la maison; l'anonymat est garanti (aucune condamnation sociale possible); l'autonomie est maintenue (pas besoin de traiter avec un intervenant ou une intervenante).

Les femmes qui consomment de l'alcool qui ont réussi à réduire ou cesser leur consommation par elles-mêmes déclarent avoir atteint leur objectif grâce aux deux stratégies suivantes :

67.

• elles contrôlent toujours la quantité d'alcool qu'elles achètent et boivent;

• elles évitent les situations à risque qui peuvent les inciter à boire (les bars, la compagnie de buveurs excessifs, l'isolement ou la solitude, les conflits, etc.).

Les intervenants ou intervenantes peuvent aider les femmes qui suivent un programme d'initiative personnelle en s'assurant :

• qu'elles ne s'isolent pas et qu'elles établissent un réseau de soutien;

• qu'elles surmontent les obstacles structurels qui peuvent se présenter, comme le manque d'intimité, et qu'elles aient accès au matériel nécessaire pour suivre le programme.

En plus des manuels d'initiative personnelle sur l'alcool, il existe également des manuels de cette nature sur d'autres questions parfois à l'origine des problèmes reliés à l'alcool ou aux autres drogues. Vous pourriez, dans votre bureau ou organisme, créer un centre de ressources pour mettre ces documents à la disposition des femmes. Vous pourriez également offrir à vos clientes une liste de brochures, de livres ou d'autres ressources que vous jugez utiles.

La Fondation de la recherche sur la toxicomanie a publié le manuel *C'est assez! Comment arrêter de boire ou réduire votre consommation*, de Martha Sanchez-Craig, à l'intention des femmes qui commencent à boire de façon excessive. Cette ressource d'initiative personnelle s'adresse aux personnes qui ont des problèmes liés à l'alcool exclusivement. Le ministère de la Santé et l'organisme de traitement de la toxicomanie de votre province peuvent également offrir d'autres renseignements sur le matériel d'initiative personnelle offert dans votre province.

Groupes d'entraide

Il existe des groupes d'entraide d'un bout à l'autre du pays. La plupart d'entre eux s'inspirent du modèle des Alcooliques Anonymes (AA) en douze étapes (Narcotiques Anonymes, Cocaïnomanes Anonymes, Alateen, Al-Anon à l'intention des membres de la famille). Les Alcooliques Anonymes ont été créés à l'origine par des hommes pour des hommes, mais comptent aujourd'hui de nombreuses femmes. *Women for Sobriety* (WFS), qui a été créée par une femme pour des femmes, offre une tout autre formule d'entraide. À la différence des AA, toutefois, les

68.

groupes WFS ne sont pas offerts dans la plupart des collectivités. Les groupes WFS et des AA ont été conçus à l'intention des personnes aux prises avec des problèmes reliés à l'alcool, mais leurs principes sousjacents peuvent être facilement appliqués aux personnes qui prennent d'autres types de drogues. La plupart des groupes qui s'inspirent du modèle des douze étapes mettent l'accent sur le changement individuel, mais ne reconnaissent pas le besoin d'apporter également des changements politiques et sociaux. En revanche, les groupes WFS examinent le contexte de vie des femmes et soulignent le besoin d'apporter des changements à tous les niveaux.

Les intervenants et intervenantes recommandent souvent à leurs clientes de participer à des groupes d'entraide pendant et après le traitement pour de nombreuses raisons :

- Les groupes d'entraide ne comptent aucun professionnel ni figure d'autorité.
- Ils permettent aux gens de réaliser qu'ils ne sont pas seuls à avoir des problèmes reliés à l'alcool ou aux drogues.
- Les membres sentent qu'ils appartiennent à une communauté chaleureuse.
- Les gens y parlent de leurs expériences, de leurs sentiments et de leurs stratégies d'adaptation.
- Les réunions procurent un contexte social sans alcool ni drogue.

Remarque importante : Il est important d'expliquer aux femmes que certains membres des groupes d'entraide pourraient encore faire usage de drogues et les exposer à certains dangers. Elles devraient se garder d'entreprendre des relations trop rapidement, de donner leur numéro de téléphone, etc. Les groupes d'entraide sont des groupes de soutien. Il ne s'agit pas de clubs de rencontre et on n'y fait pas de la thérapie.

Participation à un groupe d'entraide

Il peut être angoissant de tenter quelque chose de nouveau. C'est pourquoi il est parfois possible de trouver des personnes qui accompagneront les clientes à leurs premières rencontres de groupe d'entraide. Les AA, par exemple, s'occupent habituellement de jumeler les nouvelles participantes qui le désirent à un membre du groupe. Dans d'autres cas, les intervenants ou intervenantes s'occupent eux-mêmes de trouver une accompagnatrice à leurs clientes, parmi les femmes qu'ils connaissent au sein des groupes d'entraide.

Il est bon de connaître les particularités des groupes de la région (réunions ouvertes ou à huis clos, groupes de femmes seulement, groupes à l'intention des gais ou des lesbiennes) et de participer à quelques réunions pour pouvoir expliquer aux clientes à quoi s'attendre lorsqu'elles participent à une réunion pour la première fois.

Lorsqu'une femme habite une collectivité où plusieurs types de groupes se rencontrent différents soirs à différents endroits (comme c'est particulièrement le cas pour les groupes des AA), rien ne l'empêche d'assister aux réunions de divers groupes pour déterminer ensuite lequel lui convient le mieux.

Certaines femmes seront peu disposées à se joindre à un groupe des AA ou à un autre groupe d'entraide de peur qu'on les reconnaisse ou leur colle l'étiquette d'«alcoolique». D'autres auront des problèmes de transport ou de garde d'enfants, ou ne pourront délaisser leurs autres responsabilités familiales. Examinez avec vos clientes les obstacles ou craintes qui pourraient les empêcher de se joindre à un groupe d'entraide. Déterminez ensuite avec elles le soutien que vous pourriez leur offrir de façon à surmonter leurs craintes et leurs obstacles.

> Pour de plus amples renseignements sur les divers groupes d'entraide, se reporter à *Many Roads, One Journey: Moving Beyond the 12 Steps*, de Charlotte Davis Kasl.

CODE DE DÉONTOLOGIE DES INTERVENANTS

Les personnes qui interviennent auprès de femmes qui ont des problèmes liés à l'alcool ou aux autres drogues doivent suivre bon nombre de règles d'ordre moral et juridique portant entre autres sur le secret professionnel, le harcèlement sexuel, la discrimination et les rapports entre le personnel et les clientes. Tous les organismes qui travaillent auprès de ces clientes devraient élaborer des directives quant aux comportements non appropriés et aux mesures de discipline touchant ces questions.

Les intervenants et intervenantes ne doivent pas divulguer les renseignements personnels qu'ils obtiennent de leurs clientes, à moins que ces dernières indiquent qu'ils peuvent en faire part à une personne précise ou dans certaines circonstances. Les intervenants et intervenantes sont toutefois tenus de rompre le secret professionnel si une femme menace de se blesser ou de blesser quelqu'un, s'il est raisonnable de croire qu'un enfant est victime de violence ou s'ils en reçoivent l'ordre formel d'une autorité gouvernementale compétente. Il est important d'expliquer aux clientes les limites du secret professionnel.

Certaines situations épineuses surviennent parfois lorsqu'on intervient auprès de femmes qui ont des problèmes reliés à l'alcool et aux autres drogues. Il est important d'établir des politiques et des méthodes pour régler ces situations. Dans l'annexe à la fin de cette section, vous trouverez une liste des conseils que le bureau des avocats de la Fondation de la recherche sur la toxicomanie offre à son personnel dans le but de régler les situations problématiques. Elle pourrait vous être utile au moment d'élaborer vos propres politiques et méthodes. Voici quatre situations épineuses courantes :

A : La cliente est intoxiquée et l'intervenant ou l'intervenante sait qu'elle s'apprête à prendre le volant pour retourner à la maison.

B : La cliente remet une drogue illégale à l'intervenant ou l'intervenante pour s'en défaire.

C : L'intervenant ou l'intervenante apprend de la cliente qu'elle a pris de l'alcool ou d'autres drogues et sait qu'il s'agit d'une violation de son ordonnance de probation ou de liberté conditionnelle.

D : La cliente, qui doit rendre compte de ses gestes à la Société d'aide à l'enfance (SAE), n'a pas réglé ses problèmes reliés à l'alcool ou aux drogues. La SAE ignore cet état de chose et s'apprête à prendre une décision concernant la garde de ses enfants. L'intervenant ou l'intervenante est au courant de la situation.

ANNEXE

Remarque : Afin de ne pas alourdir le texte, le masculin est utilisé dans l'annexe dans son sens large et inclut le féminin.

Questions d'ordre moral et juridique

A. Signalement des personnes en état d'ivresse

i) Responsabilité criminelle

Les intervenants de la Fondation de la recherche sur la toxicomanie (ARF) doivent savoir que le Code criminel interdit la conduite d'un véhicule par toute personne qui a des facultés affaiblies ou une alcoolémie supérieure à la limite prescrite par la loi («plus de 80»).

En général, rien n'oblige un particulier à signaler un délit réel ou potentiel à la police, même s'il s'agit du délit d'un client. Ce principe s'applique aux intervenants, et aux rapports qu'ils entretiennent avec leurs clients. Ce principe général peut faire l'objet d'une disposition législative indiquant dans quelles circonstances il est obligatoire de signaler les délits réels ou potentiels. À l'heure actuelle, toutefois, aucune disposition législative n'oblige l'intervenant à signaler un tel délit à la police.

Toute personne qui signale un délit réel ou potentiel à la police est protégée au sens de la loi et ne peut être poursuivie en justice par la personne qu'elle a signalée, à moins d'avoir procédé de mauvaise foi avec l'intention de nuire. Par conséquent, un intervenant de la ARF qui décide de signaler à la police qu'un client s'apprête à conduire sous l'emprise de l'alcool ne pourra être poursuivi s'il a procédé de bonne foi et sans intention de nuire.

ii) Responsabilité civile

Les intervenants doivent par contre savoir qu'un client intoxiqué qui s'apprête à rentrer à la maison au volant d'un véhicule peut se blesser ou blesser une autre personne et causer des dommages matériels. Il reste maintenant à déterminer si l'intervenant doit à son client, ou à une tierce personne, de prendre des mesures pour faire en sorte que son client ne conduise pas et, dans l'affirmative, quelles mesures il doit prendre.

Selon nous, un tribunal pourrait décider que l'intervenant, et donc la ARF, a une obligation envers le client ou une tierce personne de signaler à un client intoxiqué les risques qu'entraîne la conduite en état d'ivresse, de lui suggérer un autre moyen de transport, comme l'autobus ou le taxi, ou d'attendre que son alcoolémie baisse, ou encore de lui proposer d'appeler un membre de sa famille pour passer le prendre. L'intervenant pourrait même être tenu de menacer le client d'appeler la police si toute autre mesure de dissuasion ne fonctionnait pas. Étant donné la possibilité d'être tenu d'un tel devoir devant les tribunaux, l'intervenant de la ARF doit prendre les mesures susmentionnées afin de se garder de toutes poursuites en responsabilité. Il n'est pas nécessaire, toutefois, ni avisé d'essayer de retirer les clefs du client ou d'user de force physique pour tenter de le retenir.

Les intervenants qui expliquent à un client les risques associés à la conduite en état d'ivresse et qui suggèrent des solutions de remplacement devraient noter attentivement par écrit les détails de la discussion.

Ce qui précède suppose, bien sûr, que la ARF n'a pas fourni au client la substance intoxicante.

B. *Élimination de drogues illégales*

Bon nombre de mesures législatives interdisent la possession de certaines drogues. Il y a toutefois matière à présumer que la possession de ces drogues dans le seul but de s'en défaire ne constitue pas une possession illégale au sens de la loi. Par conséquent, un intervenant ne commet aucun délit lorsqu'il prend, dans le but de s'en défaire, une drogue illégale que lui donne un client. Il doit, par contre, se défaire de la drogue sur le champ. Il devrait également noter attentivement qui lui a donné la drogue, à qui il l'a ensuite remise, de quelle drogue il semblait s'agir, la quantité approximative (quand la quantité exacte est difficile à déterminer), le moment où il a reçu la drogue et le moment où il s'en est défait.

L'intervenant n'est nullement tenu d'avertir la police ou toute autre autorité de la livraison d'une drogue illégale dans le seul but de s'en défaire.

C. *Infractions aux conditions de probation ou de libération*

Les intervenants qui savent qu'un client a violé les conditions de sa probation ou de sa libération ne sont pas tenus d'en avertir son agent de probation ou de liberté conditionnelle.

Il est possible qu'un agent de probation ou de liberté conditionnelle téléphone à l'intervenant pour savoir si un client a violé les conditions de sa probation ou de sa libération. Dans ces cas, nous sommes d'avis que l'intervenant devrait expliquer à l'agent que ces renseignements sont confidentiels et qu'ils ne peut les lui divulguer, sauf par application régulière de la loi.

73.

Le signalement des infractions peut et doit être effectué seulement si la libération est conditionnelle, par consentement expresse, à ce que le client obtienne du counseling et à ce que l'intervenant a établit des liens directs avec l'agent de probation ou de libération l'obligeant à signaler toute infraction aux conditions de probation ou de libération aux autorités compétentes, et ce avec le consentement de toutes les parties concernées. Ce type de dispositions est toutefois peu probable dans la pratique.

D. Devoir de faire rapport à la Société d'aide à l'enfance

i) Enfant ayant besoin de protection

Le paragraphe 72 (2) de la *Loi sur les services à l'enfance et à la famille*, qui constitue le chapitre C.11 des L.R.O. 1990, énonce ce qui suit :

> *La personne qui croit, en se fondant sur des motifs raisonnables, qu'un enfant a ou peu avoir besoin de protection le signale sans délai à la société et lui fait part des renseignements sur lesquels elle fonde ses impressions.*

Le mot «personne» n'est pas défini dans la loi et inclut de toute évidence toute personne, quelle qu'elle soit. Le mot «société» s'entend des organismes autorisés investis du rôle de société d'aide à l'enfance. L'expression «avoir besoin de protection» est pris dans son sens large. L'article 37 de la Loi définit de la façon suivante l'enfant qui a besoin de protection :

a) l'enfant qui a subi des mauvais traitements physiques infligés par la personne qui en est responsable ou causés par le défaut de cette personne de lui fournir des soins, de subvenir à ses besoins, de le surveiller et de le protéger convenablement;

b) l'enfant qui risque vraisemblablement de subir des mauvais traitements physiques infligés ou causés de la façon décrite à l'alinéa a);

c) l'enfant qui a subi une atteinte aux moeurs ou qui a été exploité sexuellement par la personne qui en est responsable ou par une autre personne si la personne qui en est responsable sait ou devrait savoir qu'il existe des dangers d'atteinte aux moeurs et qu'elle ne protège pas l'enfant;

d) l'enfant qui risque vraisemblablement de subir une atteinte aux moeurs ou d'être exploité sexuellement comme le décrit l'alinéa c);

e) l'enfant qui a besoin d'un traitement médical en vue de guérir, de prévenir ou de soulager des maux physiques ou sa douleur, si son père ou sa mère ou la personne qui en est responsable ne fournit pas le traitement, refuse ou n'est pas en mesure de donner son consentement à ce traitement, ou n'est pas disponible pour ce faire;

f) l'enfant qui a subi des maux affectifs qui se traduisent par, selon le cas :

i) un sentiment profond d'angoisse,

ii) un état dépressif grave,

iii) un fort repliement sur soi,

iv) un comportement autodestructeur ou agressif, si son père ou sa mère ou la personne qui en est responsable ne fournit pas des services ou un traitement afin de remédier à ces maux ou de les soulager, refuse ou n'est pas en mesure de donner son consentement à ce traitement ou ces services, ou n'est pas disponible pour ce faire;

g) l'enfant qui risque vraisemblablement de subir des maux affectifs décrits à l'alinéa f), si son père ou sa mère ou la personne qui en est responsable ne fournit pas des services ou un traitement afin de prévenir ces maux, refuse ou n'est pas en mesure de donner son consentement à ce traitement ou ces services, ou n'est pas disponible pour ce faire;

h) l'enfant dont l'état mental ou affectif risque, s'il n'y est pas remédié, de porter gravement atteinte à son développement, si son père ou sa mère ou la personne qui en est responsable ne fournit pas un traitement afin de remédier à cet état ou de le soulager, refuse ou n'est pas en mesure de donner son consentement à ce traitement, ou n'est pas disponible pour ce faire;

i) l'enfant qui a été abandonné ou l'enfant dont le père ou la mère est décédé ou ne peut pas exercer ses droits de garde sur l'enfant et qui n'a pas pris de mesures suffisantes relativement à la garde de l'enfant et aux soins à lui fournir ou, si l'enfant est placé dans un établissement, l'enfant dont le père ou la mère refuse d'en assumer à nouveau la garde et de lui fournir des soins, n'est pas en mesure de le faire ou n'y consent pas;

j) l'enfant qui a moins de douze ans et qui a tué ou gravement blessé une autre personne ou a causé des dommages importants aux biens d'une autre personne et qui doit subir un traitement ou recevoir des services pour empêcher la répétition de ces actes, si son père ou sa mère ou la personne qui en est responsable ne fournit pas ce traitement ou ces services, refuse ou n'est pas en mesure de donner son consentement à ce traitement ou ces services, ou n'est pas disponible pour ce faire;

k) l'enfant qui a moins de douze ans et qui a, à plusieurs reprises, blessé une autre personne ou causé une perte ou des dommages aux

75.

biens d'une autre personne, avec l'encouragement de la personne qui en est responsable ou en raison du défaut ou de l'incapacité de cette personne de surveiller l'enfant convenablement;

l) l'enfant dont le père ou la mère n'est pas en mesure de lui fournir des soins et qui est amené devant le tribunal avec le consentement de son père ou de sa mère, et, si l'enfant est âgé de douze ans ou plus, avec son consentement, afin d'être traité comme le prévoit la présente partie.

La violation du paragraphe 72 (2) de la Loi n'entraînera pas la poursuite en justice des personnes qui ont manqué à leur obligation de signaler les cas où un enfant a ou pourrait avoir besoin de protection.

ii) Devoir de faire rapport des cas de mauvais traitements physiques ou sexuels

Les enfants susceptibles de subir des mauvais traitements physiques ou sexuels pourraient avoir besoin de protection. La loi fixe donc des exigences additionnelles que doivent respecter certaines catégories de personnes. Notons toutefois que les enfants victimes de violence ne sont pas les seuls enfants à avoir «besoin de protection».

Le paragraphe 72 (3) de la Loi confère également des obligations aux personnes qui exercent des fonctions professionnelles ou officielles, notamment :

a) les professionnels de la santé, y compris les médecins, infirmières ou infirmiers, dentistes, pharmaciens et psychologues;

b) les travailleur sociaux et les conseillers familiaux.

Tout professionnel qui, dans l'exercice de ses fonctions professionnelles ou officielles, se fonde sur des motifs raisonnables pour croire qu'un enfant subi, pourrait subir ou a subi des mauvais traitements doit le signaler sans délai à la société d'aide à l'enfance et lui faire part des renseignements sur lesquels il fonde ses impressions. L'expression «subir de mauvais traitements» s'entend de l'enfant qui a besoin de protection au sens des alinéas 37 (2) a), c), e), f) ou h) susmentionnés.

Aux termes de la Loi, le non-respect par un professionnel des dispositions du paragraphe 72 (3) de la loi pourra entraîner des poursuites en justice. L'article 85 de la Loi prévoit que toute personne qui contrevient aux dispositions du paragraphe 72 (3) et tout directeur ou employé de la personne morale qui autorise ou permet cette contravention est coupable d'une infraction et passible d'une amende d'au plus 1 000 $ sous déclaration de culpabilité.

76.

Par conséquent, si un intervenant de la ARF considère qu'un client compromet la sécurité d'enfants avec lesquels il est en contact, y compris les siens, en continuant de boire ou de prendre des drogues de façon excessive, il doit en aviser la société d'aide à l'enfance.

Toutes les provinces et territoires du Canada ont adopté des mesures législatives semblables à celles de l'Ontario. Le tableau ci-après dresse la liste des lois comparables, bien que non identiques, des autres provinces et territoires. Il est important de suivre les mesures législatives applicables dans son propre territoire.

Enfin, les intervenants de la Fondation de la recherche sur la toxicomanie qui se fondent sur des motifs raisonnables pour croire qu'un enfant subit ou pourrait subir des mauvais traitements doit respecter le protocole interne de la ARF sur la façon de signaler les cas de mauvais traitements.

PROVINCE	LOI	SIGNALER LES CAS DE VIOLENCE À :
Alberta	*Child Welfare Act*, chapitre C- 8.1	Directeur
Colombie-Britannique	*Family and Child Services Act*, S.B., chapitre 11, Index chapitre 119.1, art. 7	Surintendant (dans la pratique, fonction déléguée aux travailleurs sociaux) *À compter du 1er janvier 1996, cette loi sera abrogée et remplacée par une nouvelle loi, art. 14. Les cas devront être signalés au directeur ou à la personne nommée par le directeur.
Manitoba	*Child and Family Services Act*, R.S.M., chapitre 8, art. 18	Organisme, parent, ou tuteur de l'enfant
Nouveau-Brunswick	*Loi sur les services à la famille*, L.R.N.B. S.N. 1992, chapitre F- 2.2, art. 30	Ministre des Services sociaux
Terre-Neuve	*Child Welfare Act*, chapitre 57, art. 1	Directeur des Services sociaux ou agent de la paix
Territoires du Nord-Ouest	*Child Welfare Act*, R.S.NWT. 1988, chapitre C.6, art. 30 et 30.1	Surintendant

PROVINCE	LOI	SIGNALER LES CAS DE VIOLENCE À :
Nouvelle-Écosse	*Children and Family Services Act*, S.N.S. 1990, chapitre 5, art. 23 et 24	Organisme
Ontario	*Loi sur les services à l'enfance et à la famille*, L.R.O. 1990, chapitre C.11, art. 72	Société (organisme homologué désigné sour le nom de Société d'aide à l'enfance)
Île-du-Prince-Édouard	*Family and Child Services Act*, R.S. PEI 1988, chapitre F.2, art. 14	Directeur, ou agent de la paix qui signalera le cas au directeur
Québec	*Loi sur la protection de la jeunesse*, L.R.Q., chapitre P.-34.1, art. 39	Directeur, Commission de protection des droits de la jeunesse
Saskatchewan	*Child and Family Services Act*, R.S.S., art. 12	Agent ou agent de la paix
Yukon	*Children's Act*, S.Y. 1986, chapitre C.22, art. 115	Directeur, agent du directeur ou agent de la paix
	Education Act., S.Y. 1989-1990, par. 168 (n) (obligation de signaler des enseignants)	
	Child Care Act, S.Y., 1989-1990, chapitre C. 24, art. 38 (obligation de signaler des travailleurs en garderie)	Directeur, agent du directeur ou agent de la paix

LES DOUZE ÉTAPES DES ALCOOLIQUES ANONYMES

1. Nous avons admis que nous étions impuissants devant l'alcool – que nous avions perdu la maîtrise de nos vies.

2. Nous en sommes venus à croire qu'une puissance supérieure à nous-mêmes pouvait nous rendre la raison.

3. Nous avons décidé de confier notre volonté et nos vies aux soins de Dieu tel que nous Le concevions.

4. Nous avons courageusement procédé à un inventaire moral et minutieux de nous-mêmes.

5. Nous avons avoué à Dieu, à nous-mêmes et à un autre être humain la nature de nos torts.

6. Nous avons pleinement consenti à ce que Dieu éliminât tous ces défauts de caractère.

7. Nous Lui avons humblement demandé de faire disparaître nos déficiences.

8. Nous avons dressé une liste de toutes les personnes que nous avons lésées et consenti à leur faire amende honorable.

9. Nous avons réparé nos torts directement envers ces personnes partout où c'était possible, sauf lorsqu'en ce faisant, nous pourrions leur nuire ou faire du tort à d'autres.

10. Nous avons poursuivi notre inventaire personnel et promptement admis nos torts dès que nous nous en sommes aperçus.

11. Nous avons cherché par la prière et la méditation à améliorer notre contact conscient avec Dieu, tel que nous Le concevons, Lui demandant seulement de connaître Sa volonté à notre égard et de nous donner la force de l'exécuter.

12. Ayant connu un réveil spirituel comme résultat de ces étapes, nous avons alors essayé de transmettre ce message à d'autres alcooliques et de mettre en pratique ces principes dans tous les domaines de notre vie.

Les douze étapes ont été reprises avec l'autorisation de *Alcoholics Anonymous World Services Inc*. L'autorisation de reproduction ne signifie pas que l'organisme a passé en revue et approuvé le contenu de cette publication, ni qu'il est en accord avec les points de vue mis de l'avant. Le modèle des AA s'applique au traitement de l'alcoolisme seulement. L'utilisation des douze étapes dans le cadre de tout programme ou activité s'inspirant du modèle des AA pour traiter d'autres types de problèmes, ou de toute autre façon, ne constitue pas une admission du contraire.

LES DOUZE ÉTAPES DE L'APPROCHE FÉMINISTE

1. Nous avons admis que nous avons un problème et que notre environnement social y contribue.

2. Nous en sommes venues à croire qu'il est possible d'obtenir de l'aide et de changer notre façon de composer avec les situations de notre vie.

3. Nous avons voulu changer et demander de l'aide.

4. Nous avons examiné nos comportements sains et malsains, ainsi que nos stratégies d'adaptation.

5. Nous avons rompu le silence et parlé de nos vies, de nos douleurs et de nos joies avec d'autres.

6. Nous nous sommes motivées. Nous avons décidé d'apprendre à remplacer nos comportements malsains par des comportements sains.

7. Nous avons commencé à nous pardonner et à pardonner les autres.

8. Nous avons assumé la responsabilité des torts que nous avons fait, à nous-mêmes et aux autres, et reconnu que nous n'avons pas besoin d'assumer la responsabilité des torts que d'autres nous ont fait.

9. Nous avons fait de notre mieux pour changer notre comportement et réparer nos torts, sans nous nuire ni faire du tort à d'autres.

10. Nous avons assumé la responsabilité de notre comportement quotidien, en reconnaissant nos comportements sains et malsains.

11. Nous avons pris contact avec notre spiritualité, cherché la sagesse et la force intérieure.

12. Notre travail de croissance et de guérison continu nous a permis d'essayer de vivre pleinement et sainement, en apprenant à nous aimer et à nous accepter telles que nous sommes.

Traduit de McConnell, Sheri. *Each Small Step: Breaking the Chains of Abuse and Addiction*, sous la direction de Marilyn MacKinnon. Repris avec l'autorisation de l'éditeur, gynergy books, case postale 2023, Charlottetown, Î.P.É. CIA 7N7, Canada.

WOMEN FOR SOBRIETY (WFS)

Nouveau programme de vie

1. J'ai un problème qui a déjà eu le contrôle sur moi.

2. Mes émotions négatives ne détruisent que moi.

3. Le bonheur est une habitude que j'apprendrai à prendre.

4. Les problèmes ne me préoccupent que dans le mesure où je les laisse me préoccuper.

5. Je suis ce que je pense.

6. La vie peut être ordinaire comme elle peut être merveilleuse.

7. L'amour peut changer le cours de mon monde.

8. L'objectif fondamental de la vie est la croissance émotive et spirituelle.

9. Le passé est passé.

10. Tout l'amour donné revient en double.

11. Je pratique tous les jours l'enthousiasme.

12. Je suis compétente et j'apporte beaucoup à la vie.

13. Je suis responsable de moi, et des gestes que je pose.

Source : Kirkpatrick (1989)

BIBLIOGRAPHIE

ABBOTT, Beverley A. *Women and Substance Abuse: Current Knowledge and Treatment Implications.* Compte rendu de la documentation, (30 octobre) 1990, 29 p.

ALCOHOLICS ANONYMOUS WORLD SERVICES, INC. *Alcooliques Anonymes (AA).*

ANNIS, Helen M. et Christine S. DAVIS. «Relapse Prevention» dans *Alcohol Health & Research World,* 1991, vol. 15, n° 3, p. 204 à 212.

BECKMAN, Linda J. «Treatment Needs of Women With Alcohol Problems» dans *Alcohol Health and Research World,* 1994, vol. 18, n° 3, p. 206 à 211.

BLUME, Sheila B. «Women and Addictive Disorders» dans *American Society of Addiction Medicine,* 1994, p. 1 à 16.

BLUME, Sheila B. «Alcohol and other drug problems in women» dans *Substance Abuse: A Comprehensive Textbook,* Joyce H. Lowinson, Pedro Ruiz, Robert B. Millman et John G. Langrod (éd.), Baltimore, Williams & Wilkins, 1992, p. 794 à 807.

BOEHNERT, Joanna B. «The psychology of women» dans *Changing Patterns: Women in Canada,* Sandra Burt, Lorraine Code et Lindsay Dorney (éds.), Toronto, McClelland and Stewart, 1988, p. 264 à 289.

CENTER FOR SUBSTANCE ABUSE PREVENTION. «Parenting Skills Training: Why So Important?» dans *Healthy Delivery,* 1993, vol. 1, n° 3, 6 p.

CENTER FOR SUBSTANCE ABUSE TREATMENT. *Practical Approaches in the Treatment of Women who Abuse Alcohol and Other Drugs,* Rockville, MD, U.S. Department of Health and Human Services, 275 p.

CENTRE CANADIEN DE LUTTE CONTRE L'ALCOOLISME ET LES TOXICOMANIES. *L'entraide contre l'alcoolisme et les autres toxicomanies,* Self-Help Canada Series.

COVINGTON, Stephanie S. «Sororities of helping and healing: Women and mutual help groups» dans *Alcohol and Drugs are Women's Issues.* Volume One: A Review of the Issues, Paula Roth (éd.), Metuchen, NJ, Women's Action Alliance and Scarecrow Press, 1991, p. 85 à 92.

FINKELSTEIN, Norma, Sally Anne DUNCAN, Laura DERMAN et Janet SMELTZ. *Getting Sober, Getting Well: A Treatment Guide for Caregivers who Work with Women,* Cambridge (MA), Women's Alcoholism Program of CASPAR, 1990, xiii, 632 p.

82.

FONDATION DE LA RECHERCHE SUR LA TOXICOMANIE. *Trousse éducative LIEN — Violence contre les femmes et les enfants dans les relations et l'usage d'alcool et de drogues : En quête de solutions*, Toronto, Fondation de la recherche sur la toxicomanie, 1995.

FORD, Peter M. et Hannah Kaufman. «AIDS and substance abuse» dans *Alcohol & Drug Problems: A Practical Guide for Counsellors*, Betty-Anne M. Howard, Susan Harrison, Virginia Carver et Lynn Lightfoot (éds.), Toronto, Fondation de la recherche sur la toxicomanie, 1993, p. 403 à 415.

HARRIS, Judith. «Women's Detox and Treatment: New Challenges to Old Stereotypes» dans *Pathways*, (sept/oct) 1992, p. 11 à 12.

HARRISON, Susan. «Working with women» dans *Alcohol and Drug Problems: A Practical Guide for Counsellors*, Betty-Anne M. Howard, Susan Harrison, Virginia Carver et Lynn Lightfoot (éd.), Toronto, Fondation de la recherche sur la toxicomanie, 1993, p. 195 à 218.

HOWARD, Betty-Anne M. et Deborah HUDSON. «Sexuality, sexual problems, and sexual and physical assault» dans *Alcohol & Drug Problems: A Practical Guide for Counsellors*, Betty-Anne M. Howard, Susan Harrison, Virginia Carver et Lynn Lightfoot (éds.), Toronto, Fondation de la recherche sur la toxicomanie, 1993, p. 343 à 362.

KASKUTAS, Lee Ann. «What do women get out of self-help? Their reasons for attending Women for Sobriety and Alcoholics Anonymous» dans *Journal of Substance Abuse Treatment*, 1994, vol. 11, n° 3, p. 185 à 195.

KASL, Charlotte Davis. *Many roads, One Journey: Moving Beyond the 12 Steps.* New York, Harper Collins, 1992.

KIRKPATRICK, Jean. *Women for Sobriety (WFS) New Life Program.* Quakertown, Pennsylvanie 1989.

KRESTAN, Jo-Ann et Claudia BEPKO. «Codependency: The social reconstruction of female experience» dans *Feminism and Addiction*, Claudia Bepko (éd.), New York, Haworth Press, 1991, p. 49 à 66.

LEVINE, Helen. «Feminist counselling: A women-centred approach» dans *Women, Work & Wellness*, Virginia Carver et Charles Ponée (éds.), Toronto, Fondation de la recherche sur la toxicomanie, 1989, p. 227 à 252.

MCARTHUR, Lynne C. «Women and AIDS» dans *Alcohol and Drugs are Women's Issues. Volume One: A Review of the Issues*, Paula Roth (éd.)., Metuchen, NJ, Women's Action Alliance and Scarecrow Press, 1991, p. 114 à 199.

MCCONNELL, Sheri. «The Twelve Steps Modified» dans *Each Small Step: Breaking the Chains of Abuse and Addiction*, Marilyn MacKinnon (éd.), Charlottetown, Î.P.É, gynergy, 1991, p. 144 à 146.

83.

NORTH ISLAND WOMEN'S SERVICES SOCIETY. *Working Together for Changes: Women's Self-Helf Handbook*, 1984.

PRATHER, Jane E. et Nancy V. MINKOW. «Prescription for despair: Women and psychotropic drugs» dans *Feminist Perspectives on Addiction*, Nan Van den Bergh (éd.), New York, Springer, 1991, p. 87 à 99.

REED, Beth Glover. «Developing Women-Sensitive Drug Dependence Treatment Services: Why so difficult?» dans *Journal of Psychoactive Drugs*, 1987, vol. 19, n° 2, p. 151 à 164.

REED, Beth Glover. «Drug Misuse and Dependency in Women: The Meaning and Implications of Being Considered a Special population or Minority Group» dans *The International Journal of the Addictions*, 1985, vol. 20, n° 1, p. 13 à 62.

SANCHEZ-CRAIG, Martha. *C'est assez! Comment arrêter de boire ou réduire votre consommation*, Toronto, Fondation de la recherche sur la toxicomanie, 1994, ii, 82 p.

SANTÉ CANADA «La violence familiale et l'abus des substances». Information tirée du Centre national d'information sur la violence dans la famille, Ottawa, Santé Canada, p. 10.

SCHLIEBNER, Connie T. «Gender-Sensitive Therapy: An Alternative for Women in Substance Abuse Treatment. *Journal of Substance Abuse Treatment*, 1994, vol. 11, n° 6, p. 511 à 515.

SMITH, Vivian L. «Exploring Gender Issues in Treatment» dans *Health Delivery*, 1993, vol. 1, n° 3, p. 1 à 5.

THOM, Betsy. «Sex Differences in Help-Seeking for Alcohol Problems — 1. The barriers to help-seeking» dans *British Journal of Addiction*, 1986, n° 81, p. 777 à 788.

UNDERHILL, Brenda L. «Recovery needs of lesbian alcoholics in treatment» dans *Feminist Perspectives on Addiction*, Nan Van Den Bergh (éd.), New York, Springer, 1991, p. 73 à 86.

84.

Identification, sélection, évaluation et orientation

OBTENIR L'INFORMATION SUR L'USAGE D'ALCOOL ET D'AUTRES DROGUES

Comprendre ses propres préjugés et stéréotypes

Nous avons tous acquis divers préjugés et stéréotypes au cours de notre existence. Les aspects suivants de votre travail d'intervenant ou d'intervenante sont particulièrement importants.

- Soyez conscients de vos préjugés et stéréotypes.
- Efforcez-vous de comprendre l'origine de vos préjugés et stéréotypes (attitudes sociétales et familiales). Par exemple, il est possible que vos préjugés au sujet de l'alcool et des autres drogues soient basés sur votre propre expérience ou celle d'un membre de votre famille.
- Examinez comment votre socialisation façonne votre perception des gens et des situations. Attardez-vous aux domaines qui vous inspirent le plus souvent des préjugés. De plus, les caractéristiques qui vous différencient des femmes que vous recevez en consultation peuvent renforcer l'inégalité cliente-thérapeute. Voici des caractéristiques pouvant faire l'objet de préjugés :
  - âge
  - compétences parentales
  - origines ethnoculturelles
  - apparence physique
  - situation socio-économique
  - style de vie

- niveau d'instruction
- orientation sexuelle
- capacités physiques et mentales
- sexualité
- expérience de la violence
- expérience de la drogue
- capacités linguistiques et verbales

- Efforcez-vous de reconnaître et d'éliminer ce genre d'attitudes lorsque vous travaillez auprès de femmes qui sont différentes de vous et ont probablement d'autres valeurs que les vôtres. Prenez garde à ne pas étiqueter ni stéréotyper les femmes. Si les différences que vous observez perturbent votre capacité de travailler efficacement, consultez votre superviseur ou des collègues.
- Respectez et tentez de comprendre différentes façons de s'exprimer et de faire les choses. D'autres cultures, par exemple, utilisent des formes différentes de communication verbale et non verbale. Il se peut également que ces cultures aient une autre vision des problèmes liés à l'alcool ou aux drogues, ainsi que des mécanismes et sources d'aide.
- Utilisez, si possible, le même langage que vos clientes.

Si une femme a l'impression que vous la jugez, elle risque de :
- se dévaloriser encore plus;
- avoir encore plus honte;
- dissimuler des renseignements;
- ne pas vous faire confiance;
- ne pas revenir vous consulter ou ne pas obtenir d'autres formes de soutien.

En votre qualité d'intervenant ou d'intervenante, il est important de vous interroger sérieusement et de songer aux situations qui surgiront dans le cadre de votre travail auprès de femmes ayant des problèmes liés à l'alcool ou aux drogues. Dans la section suivantes sur les attitudes des intervenants, pouvez-vous répondre «oui» à chaque question?

Pourriez-vous travailler efficacement (c.-à-d. ne pas imposer vos valeurs) auprès d'une femme qui...

❏ semble négliger ses enfants?

❏ use de violence physique, sexuelle, affective ou verbale avec ses enfants?

❏ a abandonné ses enfants, ou montre de l'indifférence, de l'hostilité ou de l'intolérance à leur égard?

❏ boit beaucoup ou prend d'autres drogues durant sa grossesse?

❏ possède, à votre avis, des compétences parentales totalement inadéquates?

❏ s'est fait avorter ou songe à le faire?

❏ désire mettre fin à un mariage même si elle a des enfants d'âge scolaire et qu'elle semble plutôt bien traitée (c.-à-d. à l'aise financièrement)?

❏ a été mariée plusieurs fois ou a connu de nombreux partenaires?

❏ s'accroche à sa relation avec un conjoint violent?

❏ parle des difficultés qu'elle éprouve avec une partenaire féminine?

❏ passe la majeure partie des consultations à pleurer?

❏ vous fait des avances?

❏ est en deuil d'un enfant, d'un partenaire ou d'un proche parent?

❏ a agressé ou tué une personne?

❏ commence à peine à accepter son homosexualité?

❏ gagne sa vie en se prostituant?

❏ commence à se souvenir de relations incestueuses pendant son enfance?

❏ parle de son intention de se suicider?

❏ est pleinement satisfaite de rester à la maison?

❏ se fâche souvent durant les consultations?

❏ est obèse?

❏ est porteuse du VIH ou a le sida?

Source : Harrison (1993).

Sélection et identification

POURQUOI dois-je m'informer sur la consommation d'alcool et de drogues?

La consommation d'alcool et d'autres drogues est courante dans la plupart des cultures et fait partie intégrante du mode de vie de bien des gens.

Le fait de vous informer sur la consommation d'alcool et de drogues de vos clientes leur donne la chance d'aborder un sujet qu'elles peuvent considérer délicat et embarrassant.

En vous informant sur la consommation d'alcool et d'autres drogues, vous donnez l'impression de considérer cette activité comme un aspect tout à fait normal de la vie quotidienne. Devant une telle attitude, les femmes qui ont un problème lié à l'alcool ou aux drogues seront plus portées à en parler. (Ne vous limitez pas à poser la question uniquement aux femmes qui montrent des signes évidents de consommation problématique et ne tentez pas d'identifier les clientes qui ont effectivement des problèmes en vous fiant uniquement à vos impressions.)

Le plus tôt vous détecterez et aborderez ce type de problème, plus votre intervention aura des chances de réussir.

POURQUOI POSER DES QUESTIONS?

Poser des questions et formuler des commentaires en retour sont des outils thérapeutiques qui aident à :

- cerner les problèmes;
- évaluer les besoins;
- voir la cliente dans son ensemble;
- favoriser l'auto-analyse;
- motiver la cliente;
- encourager le changement de comportement;
- informer la cliente sur certaines questions de santé.

COMMENT dois-je m'y prendre pour obtenir ces renseignements?

Il y a plusieurs façons de se renseigner sur la consommation d'alcool et de drogues d'une cliente. Vous pouvez poser vos questions dans les contextes suivants :

- pendant la prise en charge ou l'évaluation initiale;
- pendant une entrevue initiale ou de suivi;
- pendant une consultation, lorsqu'une cliente parle de ses problèmes et de sa manière de les aborder.

Expliquez à votre cliente que vous posez toujours les questions sur la consommation d'alcool et d'autres drogues et que vous garantissez la confidentialité de ses réponses.

Utilisez un langage qui vous convient et que comprend votre cliente. Par exemple, si elle désigne une drogue par son nom familier, demandez-lui de vous expliquer de quoi il s'agit.

Assurez-vous d'avoir les mêmes références que votre cliente lorsque vous abordez la consommation d'alcool et de drogues. Si vous parlez d'un «verre», par exemple, vous devez avoir en tête la même quantité d'alcool.

Créer un environnement rassurant

Veillez à ce que l'environnement physique (c.-à-d. votre bureau) où vous rencontrez vos clientes soit :

- confortable;
- privé;
- sécuritaire;
- situé près d'une sortie.

Mettez de la documentation (affiches et dépliants) sur la consommation d'alcool et d'autres drogues à la disposition de votre clientèle.

Parlez, posez vos questions et répondez d'une façon qui est :
- positive et humaine — pour favoriser un climat de confiance entre vous et la cliente;
- directe;
- impartiale — pour démontrer que vous acceptez la cliente et ce qu'elle dit sans la juger;
- applicable à tous les genres de personnes et de situations (p. ex. informez-vous plutôt de ses «relations importantes» que de son état civil);
- respectueuse.

Accueillez positivement la décision de demander de l'aide.

Expliquez la raison d'être de certaines questions et l'utilité de l'information.

Posez des questions qui sont :
- ouvertes — pour encourager la cliente à parler d'elle, de sa vie et de sa vision des choses;
- neutres — pour permettre à la cliente de distinguer elle-même les aspects positifs et négatifs de sa consommation d'alcool ou d'autres drogues.

Ayez recours à la reformulation. Vérifiez auprès de la cliente que vous comprenez bien ce qu'elle dit au lieu de faire des suppositions. Pour ce faire, vous devez :

- écouter la cliente;
- comprendre ce qu'elle dit;
- lui fournir des réponses qui démontrent que vous avez compris ce qu'elle dit et vérifier auprès d'elle la signification de ses paroles (autrement dit, évitez d'interpréter ses paroles).

Encouragez la cliente à parler de ses inquiétudes, problèmes et sentiments concernant sa consommation d'alcool ou d'autres drogues afin de mieux les cerner. Demandez-lui :
- dans quelles circonstances elle éprouve les sentiments décrits ou se préoccupe d'un problème particulier;
- de vous donner des exemples précis.

Concentrez-vous sur les points forts de la cliente et les éléments qui l'ont déjà aidée à apporter des changements.

Demandez à la cliente si elle a déjà obtenu du counseling ou suivi une thérapie. Si c'est le cas, demandez-lui de décrire son expérience, ainsi que les aspects qu'elle a trouvés utiles et inutiles.

Insistez sur le pouvoir et la liberté qu'a la cliente de faire des choix, et sur votre capacité de lui offrir davantage de soutien ou de l'orienter vers d'autres ressources.

Continuum de l'usage d'alcool ou d'autres drogues
Le continuum de l'usage d'alcool ou d'autres drogues est un guide qui peut vous permettre d'évaluer si une femme risque de connaître des problèmes reliés à sa consommation d'alcool ou d'autres drogues.

ABSTINENCE • USAGE EXPÉRIMENTAL • USAGE SOCIAL • USAGE NÉFASTE • DÉPENDANCE

L'**abstinenc**e désigne le fait de ne pas consommer d'alcool ou d'autres drogues.

Par **usage expérimental**, on entend l'essai d'une drogue par simple curiosité. L'usager décidera de continuer ou de ne pas continuer à prendre la drogue selon son expérience.

Par **usage social (ou occasionnel)**, on entend les situations où la consommation est minime (p. ex. un verre d'alcool pendant les repas) ou limitée dans le temps (p. ex. un médicament prescrit pour un problème de santé précis).

L'usage néfaste apparaît lorsque la consommation d'une personne entraîne des conséquences négatives (p. ex. problèmes de santé, judiciaires ou sociaux).

La **dépendance** se manifeste lorsqu'une consommation excessive est maintenue en dépit des graves problèmes qu'elle entraîne.

Une femme peut se trouver à différentes étapes le long du continuum à différents moments de son existence.

Une femme peut aussi se trouver simultanément à une étape donnée du continuum pour l'une des drogues qu'elle consomme et à une étape différente pour une autre drogue. Cependant, cela ne veut pas nécessairement dire qu'elle passera automatiquement à l'étape suivante.

La probabilité de connaître des problèmes liés à l'alcool ou à une autre drogue est souvent représentée selon le niveau de «risque». Parmi les problèmes associés à une consommation «à risque», citons les problèmes de santé, judiciaires, sociaux, psychologiques et la dépendance.

La dépendance peut être psychologique, physique ou les deux.
- La dépendance psychologique apparaît lorsque l'usager éprouve un besoin de prendre de la drogue; celle-ci est au cœur même de ses pensées, de ses émotions et de ses activités.
- La dépendance physique désigne les changements que subit l'organisme lorsqu'il s'adapte à la présence de la drogue; si une personne arrête de prendre la drogue, elle ressent des symptômes de sevrage légers (p. ex. malaises) ou plus intenses (p. ex. convulsions).

Directives concernant la consommation sécuritaire d'alcool chez les femmes
La probabilité de connaître des problèmes liés à l'alcool augmente proportionnellement aux facteurs suivants :
- quantité d'alcool consommée par semaine;
- quantité d'alcool consommée par occasion;
- consommation quotidienne d'alcool;
- consommation de plus d'un verre à l'heure;

• consommation fréquente d'alcool pendant une période prolongée;
• consommation d'alcool pendant la prise de médicaments;
• conduite d'une automobile (ou maniement d'équipement) en état d'ivresse.

USAGE D'ALCOOL À FAIBLE RISQUE POUR LES FEMMES...

• se limiter à un ou deux verres d'alcool par jour de consommation
• s'abstenir de boire au moins une journée par semaine
• ne pas dépasser 10 verres par semaine

mais...

• Les femmes plus âgées, en mauvaise santé ou qui prennent des médicaments peuvent ressentir davantage les effets de l'alcool; il est donc préférable qu'elles boivent encore moins.
• Il n'y a pas de niveau sécuritaire de consommation pendant la grossesse.

[Un outil d'initiative personnelle intitulé «*Comment cesser de boire ou réduire votre consommation*» est présenté à la fin de cette section.]

Remarque importante : *Le nombre maximal de verres recommandé par jour ne fait pas l'unanimité. En effet, certains chercheurs proposent un maximum de trois verres par jour pour les femmes*, tandis que d'autres suggèrent un ou deux verres seulement. Dans la section «Usage d'alcool à faible risque pour les femmes», nous avons opté pour les chiffres les plus conservateurs (un ou deux verres par jour).*

* L'outil «Comment cesser de boire ou réduire votre consommation» présenté en annexe se base sur des recherches auprès de femmes qui ont connu de graves problèmes d'alcool et ont réduit leur consommation à un niveau plus modéré.

Quand l'usage de médicaments est-il justifié?
Lorsqu'on prend des médicaments pour soulager l'anxiété ou la douleur, combattre la dépression ou favoriser le sommeil, la modération est tou-

jours de mise. Il y a des moments où il s'avère bénéfique, voire nécessaire, d'avoir recours aux médicaments (en vente libre ou sur ordonnance). Les médicaments peuvent effectivement améliorer la santé, à condition de les utiliser correctement. Voici quelques exemples de cas où l'usage des médicaments est indiqué.

Le médecin procède à une évaluation complète de sa patiente. Cette évaluation peut inclure un examen physique, un examen psychiatrique, les antécédents médicaux et l'usage actuel et précédent d'alcool ou d'autres drogues.

- Le médecin établit son diagnostic et détermine que le traitement pharmaceutique est justifié dans les circonstances (p. ex. antidépresseurs pour combattre la dépression, benzodiazépines pour soulager l'anxiété généralisée).
- Pour qu'un médecin puisse évaluer si un traitement pharmaceutique est indiqué, la patiente doit s'abstenir d'alcool et d'autres drogues pendant une période de six semaines. Il est possible qu'elle éprouve des sensations désagréables ou des symptômes de sevrage qui découlent d'une consommation prolongée de ces substances.
- Le médecin et la patiente devraient s'entendre sur la durée du traitement pharmaceutique. Combien de temps le traitement durera-t-il? Comment la surveillance sera-t-elle effectuée? Comment le médecin peut-il veiller à ce que sa patiente prenne le médicament selon ses instructions?
- En réévaluant régulièrement la nécessité du médicament, le médecin diminue le risque de dépendance.

On doit peser le pour et le contre du médicament, en tenant compte de la qualité de vie d'une personne.

- Par exemple, on peut prendre des analgésiques pour apaiser une douleur intense de courte durée (p. ex. après un traitement de canal) ou soulager la douleur chronique causée par une maladie (comme le cancer).
- On peut prendre des benzodiazépines à court terme (pour combattre l'anxiété ou pour dormir) à la suite d'un événement pénible (comme la mort d'un proche parent), mais on doit acquérir simultanément des mécanismes d'adaptation (p. ex. en obtenant du counseling pour composer avec le deuil).

Précautions à prendre si le traitement pharmaceutique est justifié :

- Il est préférable de limiter le plus possible la quantité de médicaments administrée et d'en prendre le moins longtemps possible.

- On devrait choisir les médicaments les moins susceptibles d'entraîner des problèmes ou la dépendance.
- Il est préférable de se limiter à un seul type de médicament à la fois.
- On devrait porter une attention spéciale aux effets des médicaments
sur les femmes enceintes et plus âgées.
- Si possible, la patiente et son médecin (ou intervenant/intervenante)
devraient s'attaquer à la cause du malaise plutôt que de traiter exclusivement les symptômes.

> Les femmes ont le droit de mettre en doute la pertinence du traite-
> ment pharmaceutique. Est-il dans leur intérêt de se faire prescrire
> des médicaments ou existe-t-il des solutions plus saines?

Que dire des drogues illégales?

L'usage de drogues illégales ne fait l'objet d'aucune directive, car il est
toujours considéré «risqué».

Même si la consommation occasionnelle de certaines drogues illégales
n'est pas nécessairement néfaste sur le plan physique ou psychologique, le
risque d'effets indésirables est plus élevé si la drogue contient des impuretés
ou est trop puissante (risque de surdose accidentelle). De plus, l'usage de
drogues illégales comporte inévitablement un risque de problèmes
financiers (p. ex. si l'on dépense trop d'argent pour en acheter) et judiciaires
(p. ex. arrestations).

Si une cliente ne veut pas renoncer à une drogue illégale, vous pouvez vous arranger pour qu'elle ait accès à des ressources qui l'aideront à
réduire les effets néfastes de sa consommation. À titre d'exemple,
indiquez-lui comment obtenir des seringues stériles ou suggérez-lui de
participer à un programme de traitement à la méthadone.

QUELLES QUESTIONS au juste dois-je poser sur la consommation d'alcool et d'autres drogues?

Essentiellement, vous devez savoir quelles drogues la cliente consomme,
à quelle fréquence, en quelle quantité et pour quelles raisons (c.-à-d. ce
qui déclenche la consommation), quelles sont ses préoccupations par rapport à sa consommation et quels problèmes (le cas échéant) ont entraîné
sa consommation.

Les encadrés ci-après contiennent des **questions précises** que vous
pouvez poser à la cliente concernant sa consommation d'alcool, de tabac,

de caféine, de médicaments, de drogues à inhaler et de drogues illégales. Vous trouverez également une liste de signes précurseurs pouvant indiquer que sa consommation pose une menace pour sa santé et son bien-être, et qui justifient une intervention plus poussée.

ALCOOL

La cliente et vous devez avoir la même définition d'un «verre».

bière   =   vin   =   spiritueux «fort»

340 mL (12 oz)   140 mL (5 oz)   40 mL (1,5 oz)

Questions :

Avez-vous déjà bu une boisson contenant de l'alcool (p. ex. bière, vin, digestif ou whisky)?

Buvez-vous souvent des boissons contenant de l'alcool?

Lorsque vous buvez, combien de verres consommez-vous pendant une journée normale?

Y a-t-il des jours ou des moments où vous buvez plus d'alcool que d'habitude?

Avez-vous déjà conduit (ou manié de l'équipement) après avoir consommé un verre ou plus durant l'heure précédente?

Signes à surveiller :

• consommation quotidienne d'alcool
• consommation de plus d'un ou deux verres par jour
  ou de plus de 10 verres par semaine
• conduite d'une automobile (ou maniement d'équipement)
  en état d'ivresse

Rappel :

Les femmes plus âgées, en mauvaise santé ou qui prennent des médicaments peuvent ressentir davantage les effets de l'alcool; il est donc préférable qu'elles boivent encore moins.

Il n'y a pas de niveau sécuritaire de consommation pendant la grossesse.

CAFÉINE

Questions :

Buvez-vous des boissons contenant de la caféine (café, thé ou boisson au cola)?

Buvez-vous souvent des boissons contenant de la caféine?

Combien de tasses (café, thé) ou de verres (cola) buvez-vous par jour?

Avez vous de la difficulté à dormir ou vous sentez-vous agitée ou anxieuse en raison de votre usage de caféine?

Signes à surveiller :
- consommation régulière de plus de six à huit tasses de café ou l'équivalent par jour
- difficulté à dormir
- anxiété ou dépression

DROGUES ILLÉGALES

Questions :

Avez-vous déjà fait usage de drogues illégales (comme le cannabis, la cocaïne ou le LSD)?

Combien de fois avez-vous pris des drogues illégales durant les 12 derniers mois?

Avez-vous l'intention de reprendre des drogues illégales?

Signes à surveiller :
- consommation de drogues illégales à d'autres fins que l'expérimentation (plus d'une ou deux fois)
- intention de reprendre des drogues illégales

96.

DROGUES À INHALER

Questions :

Avez-vous déjà inhalé un produit (comme la colle, l'essence, le décapant à peinture) pour vous «geler»?

Combien de fois avez-vous pris des drogues à inhaler durant les 12 derniers mois?

Avez-vous l'intention de reprendre des drogues à inhaler?

Signes à surveiller :

• consommation de drogues à inhaler à d'autres fins que l'expérimentation (plus d'une ou deux fois)

• intention de reprendre des drogues à inhaler

TABAC

Questions :

Fumez-vous? Fumez-vous souvent?

Êtes-vous une fumeuse sociale (autrement dit, fumez-vous en groupe ou pendant des soirées)?

Combien de cigarettes fumez-vous habituellement par jour?

Signes à surveiller :

• fumer tous les jours ou de façon régulière

MÉDICAMENTS

(sur ordonnance et en vente libre)

Questions :

Prenez-vous (ou avez-vous déjà pris) des médicaments pour dormir ou pour soulager l'anxiété, la dépression ou la douleur? Depuis combien de temps prenez-vous ces médicaments? En prenez-vous souvent?

Prenez-vous habituellement la quantité prescrite de médicaments ou vous arrive-t-il d'en prendre moins ou plus que la quantité prescrite par le médecin?

Prenez-vous d'autres médicaments sur ordonnance?

Vous arrive-t-il de prendre des médicaments prescrits à une autre personne (p. ex. membre de la famille, ami)? Vous arrive-t-il de partager vos médicaments avec une autre personne?

Avez-vous déjà obtenu plusieurs ordonnances pour le même produit sans en aviser le ou les médecins consultés?

Y a-t-il un médecin qui connaît tous les médicaments que vous prenez, même si vous avez des ordonnances de plusieurs médecins?

Vous arrive-t-il d'avoir de la difficulté à vous souvenir quand prendre un médicament?

Vous arrive-t-il de transvaser vos médicaments dans un autre flacon que celui que vous a remis votre médecin ou pharmacien, puis d'oublier d'étiqueter le flacon?

Quels médicaments en vente libre prenez-vous? Un médecin vous a-t-il conseillé ces médicaments?

Buvez-vous parfois de l'alcool en même temps que vous prenez des médicaments sans vérifier auprès d'un médecin?

Signes d'un problème de gestion des médicaments :

• ne pas prendre les médicaments selon les instructions du médecin (en particulier, dépasser la dose prescrite)

• oublier de prendre les médicaments ou ne plus savoir quels médicaments contient un flacon

• ne pas avoir de médecin qui connaît tous les médicaments consommés (c.-à-d. médicaments en vente libre ou prescrits par un autre médecin)

MÉDICAMENTS *suite...*

....

Signes d'un usage impropre de médicaments :

• prendre régulièrement des médicaments en vente libre sans consulter un médecin

• prendre régulièrement des médicaments (p. ex. des benzodiazépines pour dormir ou pour combattre l'anxiété) pendant plusieurs mois ou plus longtemps

• se servir de médicaments qui ont été prescrits à une autre personne

• boire de l'alcool pendant qu'on prend des médicaments sans vérifier auprès d'un médecin

---

Vous pouvez aussi poser à la cliente des **questions générales** sur sa consommation d'alcool et d'autres drogues et les répercussions sur sa vie. Les questions suivantes sont utiles lorsque la consommation d'une femme risque de menacer sa santé.

• Avez-vous des questions ou des préoccupations concernant votre consommation d'alcool ou d'autres drogues?

• Avez-vous l'impression de prendre de l'alcool ou d'autres drogues pour composer avec vos problèmes (p. ex. le stress, les sentiments négatifs, les problèmes interpersonnels)?

• Avez-vous eu des problèmes ou vécu des expériences négatives (p. ex. sur le plan de vos relations, votre famille, votre travail, votre santé ou votre niveau d'énergie) en raison de votre consommation d'alcool ou d'autres drogues?

• Une personne de votre entourage s'est-elle déjà inquiétée de votre consommation d'alcool ou d'autres drogues?

• Avez-vous déjà tenté de réduire ou de cesser votre consommation d'alcool ou d'autres drogues? Quelle a été votre expérience?

• Souhaitez-vous modifier votre usage d'alcool ou d'autres drogues?

Pendant la **grossesse**, les femmes doivent porter une attention spéciale à leur consommation d'alcool et d'autres drogues. Il n'y a aucun niveau de consommation jugé sécuritaire pendant la grossesse; la femme enceinte devrait donc cesser complètement de boire ou de prendre des drogues, ou encore se limiter aux médicaments dont dépend sa santé. Si une femme prend de la drogue ou boit régulièrement pendant sa grossesse, le fait de réduire ou de cesser sa consommation permettra d'améliorer sa santé et celle du foetus, et ce, à n'importe quel stade de sa grossesse.

Il est important de s'informer de la consommation d'alcool et d'autres drogues d'une femme enceinte. Mais il est tout aussi important de se renseigner sur la consommation des personnes de son entourage.

De plus, la consommation d'alcool et d'autres drogues des proches d'une femme enceinte peut lui nuire et nuire au foetus. Par exemple, une femme peut être exposée à la fumée secondaire des fumeurs à la maison ou en milieu de travail. Parfois, l'usage d'alcool et d'autres drogues de son conjoint risque de stresser une femme enceinte ou de l'influencer à consommer elle aussi.

Outils d'évaluation

Ce guide présente des outils d'évaluation [voir l'annexe de ce chapitre] qui vous aideront à déterminer si une cliente présente un problème lié à l'alcool ou à une autre drogue et s'il est nécessaire de faire une évaluation plus poussée ou un renvoi à un autre service. Voici ces outils :
- questionnaire sur l'état de santé — pour évaluer la consommation d'alcool ou d'autres drogues;
- TWEAK — version «féminisée» de l'index CAGE pour cerner les problèmes liés à l'usage de l'alcool;
- ICD-10 (Classification internationale des maladies, 10e édition) — pour déterminer si une personne est dépendante de l'alcool ou d'une autre drogue.

Vous êtes libre d'utiliser ces outils de façon informelle en formulant les questions dans vos propres mots, ou encore d'administrer les tests standardisés en posant les questions telles quelles.

Que dois-je faire de l'information obtenue?

Plusieurs possibilités s'offrent à vous et votre cliente.
1. **La cliente n'a aucun problème relié à sa consommation d'alcool ou d'autres drogues.** Il se peut, par exemple, que votre cliente ne prenne

pas d'alcool ou de drogue, que sa consommation soit occasionnelle ou qu'elle ne dépasse pas les limites jugées sécuritaires.

Que faut-il faire? Il n'y a pas lieu de prendre des mesures pour modifier les habitudes de consommation de la cliente. Vous pouvez cependant lui confirmer que sa consommation est sécuritaire et lui remettre des renseignements généraux sur l'alcool, les drogues et les limites de la consommation sécuritaire.

ou...

2. **La cliente consomme de l'alcool ou une autre drogue d'une façon inquiétante, mais n'éprouve pas de problèmes connexes.** Par exemple, la cliente peut présenter l'un des comportements suivants : boire tous les jours ou boire plus d'un ou deux verres par jour; prendre occasionnellement une quantité de médicaments plus élevée que la dose prescrite; prendre plusieurs médicaments à la fois; prendre des médicaments pendant une période prolongée; prendre occasionnellement des drogues illégales; mélanger l'alcool avec d'autres drogues; consommer de l'alcool ou de la drogue pendant la grossesse ou l'allaitement.

Que faut-il faire? Vous aurez peut-être à informer votre cliente sur la consommation à faible risque et lui fournir des conseils pour réduire son usage d'alcool ou d'autres drogues. Continuez à surveiller sa consommation avec elle. Par ailleurs, vous devrez peut-être l'inciter à explorer dans quelles circonstances elle fait usage d'alcool ou d'autres drogues, quelles situations déclenchent son envie de consommer, quelles conséquences entraîne sa consommation et comment elle se sent après coup. Par contre, la cliente peut considérer que sa consommation ne lui cause aucun problème. Pour déterminer la consommation véritable de la cliente, il peut être utile de l'encourager à prendre note des moments où elle prend une drogue particulière et de la quantité consommée.

ou...

3. **Votre cliente fait un usage néfaste d'alcool ou d'autres drogues.** Elle peut, par exemple, se dire préoccupée ou avoir des problèmes en raison de sa consommation.

101.

Que faut-il faire? Il sera nécessaire de procéder à une évaluation plus poussée de la consommation de la cliente et de ses répercussions sur d'autres aspects de sa vie (p. ex. son état de santé et ses relations inter-personnelles). Vous devez aussi lui demander comment elle se sent à l'idée de réduire ou de cesser complètement sa consommation. Si ce type d'évaluation dépasse l'étendue de vos compétences ou ne fait pas partie du mandat de votre organisme, discutez-en avec la cliente et ori-entez-la vers un service approprié.

ou...

4. **Un proche de la cliente a un problème lié à l'alcool ou une autre drogue.** Par exemple, la cliente peut indiquer que son conjoint boit trop.

   Que faut-il faire? Encouragez la cliente à obtenir du soutien par l'in-termédiaire d'un groupe d'entraide comme Al-Anon ou d'un pro-gramme destiné aux familles des personnes en traitement pour alcoolisme ou toxicomanie. En Ontario, les services d'évaluation et d'orientation offrent souvent du soutien et des renseignements aux membres de la famille.

Remarque : Évitez de faire des suppositions sur la vie d'une cliente. Chaque femme est unique. En tant qu'intervenant ou intervenante auprès des femmes, vous devez prendre le temps d'explorer les antécédents de chacune d'elles pour arriver à une meilleure compréhension de ses pro-blèmes et de ses besoins.

PASSER À L'ACTION

Si vous et votre cliente découvrez que son usage d'alcool ou d'autres drogues est néfaste, il faudra procéder à une évaluation plus poussée de sa consom-mation et de ses répercussions sur d'autres aspects de sa vie. Si ce type d'é-valuation dépasse l'étendue de vos compétences ou ne fait pas partie du man-dat de votre organisme, discutez-en avec la cliente et orientez-la vers un ser-vice approprié. Téléphonez-lui quelques semaines plus tard pour vous informer de son état. S'il n'existe aucun service adéquat dans votre région, servez-vous des directives suivantes pour faire vous-même l'évaluation.

102.

Évaluation complète

Informez-vous sur tous les aspects de la vie de la cliente, pas seulement sur sa consommation d'alcool ou d'autres drogues. Ainsi, vous pourrez examiner ensemble les facteurs qui ont peut-être contribué à son usage d'alcool ou d'autres drogues et qui devront être abordés lors du traitement. De cette façon, vous connaîtrez aussi les considérations (p. ex. moyens financiers, problèmes judiciaires, garde d'enfants) qui risquent de limiter les possibilités de traitement d'une cliente.

La section «*Points à considérer*» de la page suivante suggère des éléments à inclure dans votre évaluation complète. On encourage d'ailleurs les intervenants et les organismes à intégrer, au besoin, ces éléments à leur processus actuel d'évaluation. La majorité des questions sont de nature générale, mais certaines concernent particulièrement les femmes (p. ex. usage de médicaments sur ordonnance, troubles de l'alimentation, violence physique ou sexuelle).

> # QUELLE EST L'UTILITÉ DE L'ÉVALUATION?
>
> L'évaluation vise les objectifs suivants :
> 1. obtenir des renseignements généraux sur la vie d'une cliente;
> 2. à partir des renseignements obtenus, concevoir un plan d'intervention personnalisé en collaboration avec la cliente;
> 3. orienter la cliente vers les services les plus pertinents;
> 4. élaborer un plan de suivi.

Au début, la cliente se limitera peut-être à un survol général de sa vie. Peu à peu, elle vous fera de plus en plus confiance et vous donnera des renseignements plus précis.

Si vous avez l'impression que la consommation de la cliente risque d'entraîner des problèmes dans sa vie personnelle, libre à vous de lui poser des questions plus détaillées. La section suivante, intitulée «*Quand doit-on s'inquiéter de la consommation d'alcool ou de drogues d'une cliente?*» dresse la liste des symptômes qui peuvent indiquer la présence d'un grave problème potentiel ou réel. Ce tableau peut servir de liste de contrôle (p. ex. la cliente vous a-t-elle confié qu'elle éprouvait l'un de ces problèmes?); vous pouvez également mentionner les symptômes à la cliente et lui demander si elle a déjà connu ou connaît actuellement ce genre de problèmes.

POINTS À CONSIDÉRER

- préoccupations générales :
  - pourquoi la cliente s'est adressée à vous
- usage actuel et précédent d'alcool ou d'autres drogues (y compris la caféine, le tabac et les médicaments) :
  - quantité d'alcool ou de drogue consommée
  - fréquence de la consommation
  - habitudes de consommation (c.-à-d. à l'occasion, la fin de semaine, régulièrement, tous les jours, accès de consommation)
  - partage ou réutilisation de seringues
  - niveau de dépendance de la cliente selon chaque substance consommée
  - facteurs qui déclenchent la consommation
  - conséquences de la consommation
  - traitements précédents
- santé physique actuelle et précédente :
  - examen physique
  - état de santé général (y compris les troubles de mémoire et trous de mémoire [blackout])
  - santé sexuelle (examen gynécologique, grossesses, maladies transmises sexuellement)
  - VIH, hépatite B et C
  - habitudes alimentaires
  - exercice
- santé mentale :
  - problèmes actuels
  - problème initial : santé mentale ou de toxicomanie?
  - pensées suicidaires ou tentatives de suicide
  - traitements précédents
- antécédents familiaux :
  - usage d'alcool ou d'autres drogues par les parents ou le conjoint
  - crises familiales (p. ex. divorce des parents, décès d'un proche)
  - négligence de la part des parents
  - violence psychologique, physique ou sexuelle subie ou infligée par la cliente
- orientation sexuelle
- conditions de logement

- soutien social :
  - nature et étendue du soutien social (famille, conjoint, amis, groupe d'entraide, intervenant ou intervenante)
  - garde d'enfants, autres personnes à charge (pendant le traitement de la cliente)
- antécédents de violence (c.-à-d. victime de violence psychologique, physique ou sexuelle) :
  - pendant l'enfance ou à l'âge adulte
  - identité de l'agresseur
- origines ethnoculturelles :
  - groupe ethnoculturel
  - pays d'origine
  - situation à l'arrivée au Canada (immigrante reçue, réfugiée)
  - langue privilégiée
- questions financières :
  - moyens suffisants (p. ex. assez d'argent pour la garderie, le transport?)
  - principale source de revenu
- questions judiciaires :
  - garde légale des enfants
  - arrestations précédentes (p. ex. pour conduite en état d'ivresse, possession de drogues illégales, prostitution)
  - accusations en cours
- questions d'ordre scolaire ou professionnel :
  - niveau de scolarité
  - niveau d'alphabétisme
  - emplois actuels et précédents
  - problèmes à l'école ou au travail
  - besoin de perfectionnement ou de recyclage
  - chômage
- événements importants et questions problématiques (il se peut que ces points aient déjà été abordés dans d'autres questions) :
  - pertes (p. ex. départ d'un enfant de la maison, décès du conjoint, fin d'une relation, fausse couche)
  - habitudes personnelles
  - loisirs
- buts à atteindre (p. ex. réduire ou cesser sa consommation d'alcool ou d'autres drogues, régler ses problèmes liés à une seule substance ou à la totalité des substances consommées, modifier d'autres aspects de sa vie)

Remarque : Certaines femmes ont de la difficulté à aborder les aspects pénibles de leur existence. En pareil cas, vous devez respecter leurs réticences pour qu'elles se sentent le plus à l'aise possible. Mieux vaut obtenir moins d'information que perdre une cliente parce qu'elle s'est sentie sans défense ou obligée de révéler des choses, qu'elle ne veut pas être perçue comme un «paquet de problèmes», ou qu'elle est gênée ou honteuse de ce qu'elle vous a déjà dit.

Le fait d'examiner les nombreux facteurs dans la vie d'une femme permet de situer sa consommation d'alcool ou d'autres drogues dans un contexte plus large. Du même coup, elle devient plus consciente des liens étroits entre sa consommation et les autres événements qui se produisent — ou se sont produits — dans sa vie.

Quand doit-on s'inquiéter de la consommation d'alcool ou d'autres drogues d'une cliente?

Il se peut que la cliente ne vous donne pas tous les détails sur sa vie ou qu'elle ait l'impression que sa consommation d'alcool ou d'autres drogues ne lui cause pas de problèmes précis. Dans le domaine de la toxicomanie, les termes «déni» ou «dénégation» désignent l'attitude des clients qui, de l'avis de l'intervenant ou de l'intervenante, refusent d'admettre leurs problèmes d'alcool ou de drogue. Par contre, une femme peut se montrer réticente à admettre ses problèmes de toxicomanie ou à en discuter ouvertement avec vous pour des raisons complètement différentes. En voici quelques exemples : vous n'avez pas encore établi de relation thérapeutique solide; la cliente n'a pas fixé définitivement ses limites; la cliente craint que vous contactiez un organisme externe (comme la Société d'aide à l'enfance) si vous découvrez toute l'ampleur de son problème de toxicomanie; la cliente ne vous donne pas raison à ce stade de votre relation.

Divers signes laissent croire qu'une femme éprouve des problèmes (santé physique, santé mentale, vie familiale, études ou travail, situation financière ou juridique) en raison de son usage d'alcool ou d'autres drogues. Le tableau suivant énumère certains des signes les plus courants. Rappelez-vous cependant que ces indicateurs peuvent signaler un problème d'un tout autre ordre.

Étapes du changement

Certaines clientes n'ont pas besoin de modifier leur comportement, car

105.

Domaine	Signes d'un usage problématique	Problèmes sérieux
Santé physique	• gueule de bois (ne se sent pas bien, yeux rouges, tremblements des mains) • haleine sentant l'alcool ou le rince-bouche • amaigrissement soudain • cycle menstruel irrégulier • troubles chroniques (insomnie, problèmes ou brûlures d'estomac, hypertension) • chutes, coupures, brûlures ou accidents fréquents • propreté et apparence douteuses	• trous de mémoire (ne se souvient pas de certains événements) • ulcère • maladie hépatique (foie) • accident cérébro-vasculaire • lésion cérébrale • maladie cardiaque • surdose
Santé mentale	• oublis • difficulté à se concentrer • inquiétudes à propos de son usage d'alcool ou d'autres drogues • consommation d'alcool ou d'autres drogues pour combattre le stress • détresse affective (confusion, dépression, anxiété, sautes d'humeur, automutilation, pensées suicidaires ou tentatives de suicide)	• lésions cérébrales permanentes • sentiment d'impuissance, dévalorisation, dépression • changement marqué d'attitude ou de personnalité • obsession par rapport à l'alcool ou aux drogues • pensées suicidaires ou tentatives de suicide
Relations inter-personnelles et sociales	• conflits avec la famille, les amis • isolement par rapport à la famille et aux amis • importants changements dans les relations avec les proches et les amis (p. ex. recherche de nouveaux amis ayant les mêmes habitudes de consommation) • perte d'intérêt envers les activités qui ne sont pas associées à l'usage d'alcool ou de drogues • enfants réticents à amener des amis chez eux • enfants qui ont des difficultés scolaires ou des troubles de comportement • antécédents familiaux : abstinence ou usage problématique d'alcool ou d'autres drogues	• famille éclatée • violence familiale (par le conjoint, négligence ou violence à l'égard d'un enfant) • enfants en mauvaise santé en raison de l'usage d'alcool ou de drogues des parents (p. ex. malformations congénitales causées par l'alcool)
École ou travail	• changement marqué au niveau des résultats scolaires ou du rendement au travail • retards à l'école ou au travail • absences les après-midi • absences aux cours ou au travail • gueule de bois à l'école ou au travail	• accident de travail • suspension de l'école, abandon des études • perte d'emploi
Situation sur le plan financier ou judiciaire	• dépenses excessives pour acheter de l'alcool ou d'autres drogues • conduite d'une voiture (ou maniement d'équipement comme un fer à repasser) en état d'ivresse • accrochages fréquents en automobile	• jeux d'argent • dettes • vol • accusation de conduite avec facultés affaiblies ou grave accident de voiture

106.

elles ne prennent pas d'alcool ni d'autres drogues, ou en consomment d'une façon qui ne leur causera pas de problèmes et ne nuira pas à leur entourage.

Dans le cas des femmes qui pourraient tirer avantage d'une modification de leur consommation d'alcool ou d'autres drogues, vous devez vous attarder à la façon dont elles perçoivent leurs habitudes de consommation et leur disposition à changer.

Une femme peut se situer à différentes étapes du changement selon les substances qu'elle consomme, ou ne pas juger problématique la consommation de l'une de ces substances (p. ex. les médicaments prescrits par un médecin).

En comprenant bien les différentes étapes du changement, vous serez en mesure d'aider la cliente à amorcer le processus de changement. Ainsi la cliente pourra :

- se rendre compte des répercussions positives et négatives de sa consommation d'alcool ou d'autres drogues;
- constater qu'elle peut améliorer ses habitudes de vie;
- comprendre l'influence des facteurs externes et internes sur la façon dont s'opèrent les changements;
- se sentir personnellement responsable d'apporter des changements.

Lorsqu'une femme rencontre un intervenant ou une intervenante pour la première fois, elle peut se situer à n'importe laquelle des étapes du changement; tout dépend du motif qui la pousse à demander de l'aide.

La disposition à changer est un facteur important qui détermine dans quelle mesure votre cliente désire s'attaquer à son problème de toxicomanie. Le fait de savoir à quel stade du changement se trouve la cliente peut vous aider à choisir les interventions les plus pertinentes et à l'orienter, s'il y a lieu, vers un service de traitement.

Lorsqu'elle décide de modifier son comportement, une femme peut franchir les étapes

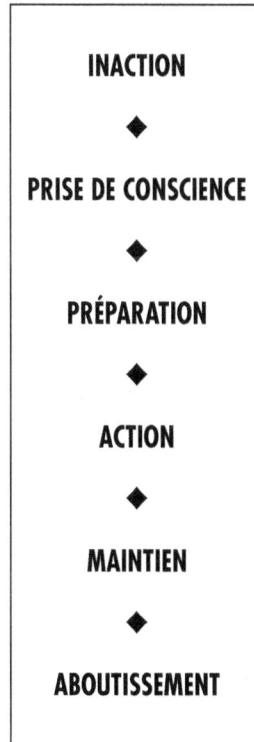

INACTION

◆

PRISE DE CONSCIENCE

◆

PRÉPARATION

◆

ACTION

◆

MAINTIEN

◆

ABOUTISSEMENT

107.

du changement dans une direction ou dans l'autre, et peut passer plusieurs fois d'une étape à une autre. En votre qualité d'intervenant ou d'intervenante, vous devez l'appuyer dans sa démarche tout au long du processus.

Le modèle des «étapes du changement» s'inscrit dans une approche thérapeutique axée sur la cliente. Cela signifie que la cliente doit être libre d'évoluer à son propre rythme et de choisir ses objectifs, au lieu de se conformer aux objectifs et aux attentes dictées par l'intervenant ou l'intervenante.

Vous trouverez ci-après une description des différentes étapes du changement et des réactions recommandées aux intervenants.

INACTION

La cliente	Réaction de l'intervenant ou de l'intervenante
• n'envisage pas de modifier son comportement («*J'aime ça fumer.*»)	• tentez de déterminer
• suit habituellement des séances de counseling parce qu'un proche, un employeur ou le système judiciaire l'y a obligée	• les motifs qui ont poussé la cliente à suivre des séances de counseling • ses sentiments par rapport aux pressions qu'elle a subies
• ne reconnaît pas la nécessité de modifier son comportement et nie parfois l'existence d'un problème («*Je ne suis pas accrochée. Je peux arrêter n'importe quand.*»)	• sa perception de sa consommation d'alcool ou d'autres drogues et des répercussions qui y sont associées • les questions pour lesquelles elle désire du soutien ou un renvoi vers un autre service
• est surprise que les membres de sa famille et ses amis se préoccupent d'elle («*Je ne comprends pas pourquoi vous pensez que j'ai un problème d'alcool.*» «*C'est leur problème à eux.*»)	• formulez des commentaires objectifs au moment de donner les résultats d'une évaluation ou d'un examen médical
• ne veut peut-être pas regarder son problème en face	• montrez à la cliente que vous la respectez et que vous vous intéressez à son point de vue
• peut limiter sa participation aux séances de counseling ou tout simplement abandonner	• parlez des conséquences positives et négatives de l'alcool ou d'autres drogues dans la vie de la cliente
	• donnez à la cliente la possibilité de faire certains choix (p. ex. laissez-la choisir l'heure de son prochain rendez-vous)

Adaptation de Prochaska et al. (1994)

PRISE DE CONSCIENCE

La cliente

- envisage de modifier son comportement, mais n'est pas tout à fait prête à le faire et doute peut-être qu'elle soit capable de changer (*«J'ai déjà pensé à fumer moins, mais ça m'aide à relaxer.»*)
- reconnaît certains des effets négatifs de l'alcool ou d'autres drogues, mais croit aussi que sa consommation joue un rôle positif dans sa vie
- a l'impression qu'elle serait encore plus stressée si elle renonçait maintenant à l'alcool ou aux drogues

Réaction de l'intervenant ou de l'intervenante

- aidez la cliente à passer d'un état d'incertitude à un état de dissonance cognitive (conflit interne se manifestant lorsque la cliente se rend compte que sa consommation d'alcool ou d'autres drogues l'empêche d'atteindre ses objectifs) et à reconnaître que sa consommation ne correspond pas à ses valeurs et croyances
- parlez des conséquences positives et négatives de l'alcool ou d'autres drogues dans la vie de la cliente
- aidez la cliente à comprendre ses sentiments contradictoires par rapport à sa consommation d'alcool ou d'autres drogues
- montrez à la cliente qu'elle peut effectivement changer; aidez-la à surmonter les obstacles qu'elle entrevoit et à explorer les changements possibles, ainsi que les façons d'apporter ces changements

PRÉPARATION

La cliente

- est disposée à modifier son comportement
- a davantage confiance en sa capacité de modifier son comportement
- s'attarde moins aux problèmes qu'elle a connus dans le passé et se concentre sur le genre de vie qu'elle souhaite dans l'avenir (*«Si je ne sors plus dans les bars avec mes amis, j'aurai plus de temps pour faire des choses que j'aime vraiment et je me sentirai mieux dans ma peau.»*)
- cherche des façons appropriées de concrétiser ses désirs
- parle à sa famille et à ses amis des changements qu'elle veut apporter et leur demande de l'appuyer

Réaction de l'intervenant ou de l'intervenante

- incitez la cliente à jeter un regard neuf sur sa personnalité, sa vie et sa consommation d'alcool ou d'autres drogues
- encouragez la cliente à se concentrer sur les aspects positifs du changement et à dresser, par exemple, une liste des avantages qu'elle retirera dans différents aspects de sa vie si elle modifie son comportement
- aidez la cliente à concevoir des stratégies qui feront de la modification de ses habitudes une priorité dans sa vie

109.

ACTION

«Je vais remplacer mes comportements malsains par des activités plus saines.»

La cliente

- a commencé à modifier son comportement (*«J'ai réduit le nombre de cigarettes que je fume par jour.»*)
- a hâte d'entamer le processus de changement et de constater des résultats (*«Je dois m'inscrire à un programme de traitement le plus vite possible.»*)
- est en train de changer ses habitudes et doit dorénavant trouver d'autres façons de composer avec ses problèmes
- remplace la consommation d'alcool ou d'autres drogues par des activités plus saines
- a une meilleure estime d'elle-même

Réaction de l'intervenant ou de l'intervenante

- encouragez la cliente à persévérer sur la voie du changement
- aidez la cliente à se fier davantage à ses capacités
- incitez la cliente à se prendre en charge
- procédez à une évaluation complète de la cliente, de ses points forts et de ses points faibles, puis élaborez ensemble des objectifs réalistes et réalisables
- examinez avec la cliente les facteurs qui lui ont permis de changer par le passé (c.-à-d. ses stratégies d'adaptation)
- aidez la cliente à déterminer les activités saines qui l'intéressent et à les intégrer à son emploi du temps

MAINTIEN

«Je m'adapte à mes nouvelles habitudes et à mon nouveau style de vie.»

La cliente

- confirme qu'elle a adopté de nouvelles habitudes (*«Je me tiens loin des endroits où j'avais l'habitude de prendre de la drogue.»*)
- assimile les nouveaux comportements et compétences qu'elle a acquis à l'étape de l'action, entre autres :
  - se rapprocher des personnes de son entourage (partager, communiquer effi-cacement, combler les besoins mutuels)
  - demander du soutien (éviter de s'isoler)
  - prendre des décisions (faire des choix, faire les liens entre les valeurs, les buts, les moyens et les résultats)
  - explorer de nouveaux modes d'apprentissage
  - s'adonner à d'autres activités (*«Je suis allée marcher au lieu de fumer une cigarette.»*)
  - choisir d'autres mécanismes d'adaptation

Réaction de l'intervenant ou de l'intervenante

- aidez la cliente à adopter un mode de vie équilibré
- incitez-la à envisager différents objectifs et solutions (p. ex. études, bénévolat, groupe de soutien pour les mères de famille)
- aidez la cliente à déterminer les situations propices à la rechute et à prévoir des stratégies d'adaptation pour éviter la rechute
- encouragez la cliente à poursuivre le processus de changement
- identifiez et renforcez les changements positifs apportés (p. ex. grâce au soutien constant reçu dans le cadre d'une thérapie de groupe complémentaire ou du counseling individuel)
- orientez la cliente vers des groupes d'entraide

110.

ABOUTISSEMENT

La cliente

- a une attitude plus positive et se sent mieux dans sa peau
- n'est jamais tentée de recommencer à prendre de l'alcool ou de la drogue, même si elle vit une situation ou ressent une émotion qui lui donnait auparavant envie de consommer (*«La drogue ne m'intéresse plus du tout.»*)
- est certaine de pouvoir composer avec n'importe quelle situation sans faire de rechute ou d'écart de comportement
- a un style de vie plus sain

Réaction de l'intervenant ou de l'intervenante

- félicitez la cliente d'avoir réussi à modifier sa consommation d'alcool et d'autres drogues

RECHUTE (OU ÉCART DE COMPORTEMENT)

La cliente

- n'a pu maintenir le changement amorcé (*«J'ai été perturbée par des souvenirs de mon enfance et j'ai pris des tranquillisants pour me calmer.»*)

Réaction de l'intervenant ou de l'intervenante

- montrez-vous empathique
- incitez la cliente à percevoir sa rechute comme une occasion d'apprentissage et non comme un échec
- aidez la cliente à prendre conscience des facteurs qui déclenchent sa consommation d'alcool ou d'autres drogues et à examiner les solutions possibles
- amenez la cliente à composer avec son sentiment de culpabilité (sinon la culpabilité risque de la pousser à reprendre de l'alcool ou de la drogue)
- encouragez la cliente à se concentrer sur les points forts et les facteurs qui l'ont aidée par le passé à réduire ou à cesser sa consommation d'alcool ou d'autres drogues
- évaluez ses besoins et déterminez si elle a besoin de counseling pour son problème de toxicomanie ou d'autres problèmes (p. ex. séquelles d'un traumatisme)

La modification d'un comportement ne se limite pas à traverser une série d'étapes (c.-à-d. de l'inaction à l'aboutissement), en passant simplement d'un point à l'autre. Il s'agit au contraire d'un processus complexe, et il n'est pas rare qu'une personne fasse une rechute ou un écart de conduite au moins une fois pendant son cheminement. C'est un aspect tout à fait normal du processus de rétablissement, qui repose sur une modification importante de son mode de vie et l'acquisition de nouvelles compétences. On parle d'«écart de conduite» lorsqu'une personne fait un usage problématique d'alcool ou d'autres drogues à une seule occasion après une période d'abstinence ou de consommation réduite. Si elle abuse de l'alcool ou d'autres drogues pendant une période prolongée ou des épisodes répétés, on parle alors de «rechute».

Quoi faire une fois l'évaluation terminée?

Vous avez procédé à une évaluation approfondie de la situation d'une cliente. Quelle est la prochaine étape? Tout dépend de ce que vous-même et la cliente avez appris sur sa consommation d'alcool ou d'autres drogues, les effets de ce comportement sur sa vie quotidienne et sa disposition à modifier sa consommation et ses habitudes de vie.

Vous et votre cliente prendrez une décision en fonction de la gravité de son problème de toxicomanie, de vos connaissances et compétences, ainsi que du mandat de votre organisme. La cliente peut-elle arriver seule à faire les changements nécessaires? Serait-il préférable qu'elle continue à vous consulter? A-t-elle besoin d'aide immédiate (p. ex. un séjour dans un centre de désintoxication)? Devrait-elle songer à participer à un programme spécialisé de traitement de la toxicomanie? Voici quelques-unes des solutions possibles.

La cliente peut s'en sortir seule.

Si, par exemple, la cliente en est aux premiers stades d'un problème d'alcool, vous pouvez décider ensemble qu'elle est capable de réduire ou de cesser sa consommation sans votre aide ou celle d'une autre personne. Pour réaliser ses objectifs, elle peut d'ailleurs consulter divers guides d'initiative personnelle. Nous vous conseillons d'examiner la documentation avec votre cliente pour l'aider à choisir un programme adapté à ses besoins, sa situation et ses objectifs. Le guide *C'est assez!* de la Dre Sanchez-Craig convient à toute personne qui n'est pas dépendante de l'alcool, ne traverse pas une crise personnelle et n'a pas de problèmes liés à d'autres drogues que l'alcool.

Il serait préférable que la cliente continue à vous consulter.

La cliente peut décider de continuer à vous consulter, car elle désire approfondir diverses questions entourant la toxicomanie et les possibilités de changement. Ou peut-être déciderez-vous ensemble que vos compétences et le mandat de votre organisme répondent le mieux à ses besoins actuels. Faites-vous un devoir de respecter le rythme de la cliente (p. ex. elle peut être prête à s'attaquer à une substance, mais pas à une autre) et de l'aider à établir ses priorités (p. ex. elle souhaite d'abord obtenir des services de garde d'enfants et un logement décent avant de régler ses autres problèmes).

La cliente a besoin d'aide immédiate dans sa situation actuelle.

a) Vous aurez peut-être à orienter la cliente vers un centre de désintoxication ou le service d'urgence d'un hôpital dans les situations suivantes : elle prend de l'alcool ou d'autres drogues en quantité excessive et ne se sent pas capable d'arrêter sans aide soutenue; elle a éprouvé de graves symptômes de sevrage lors de ses tentatives précédentes pour arrêter sa consommation; elle prend plusieurs drogues à la fois (p. ex. alcool et barbituriques) et risque de se causer du tort si elle cesse sa consommation sans supervision médicale; elle habite avec des personnes qui prennent beaucoup d'alcool ou d'autres drogues. Si vous hésitez sur la solution la plus appropriée, nous vous conseillons de consulter d'abord le centre de désintoxication ou un médecin.

b) Vous aurez peut-être à orienter la cliente vers un refuge ou l'aider à établir un plan d'action si elle vit avec un conjoint ou un proche violent, ou si elle se trouve dans une autre situation où sa sécurité est en danger.

c) La cliente aura peut-être besoin d'habiter temporairement dans un refuge si elle vit dans la rue ou se trouve dans une situation qui l'empêche de donner suite à sa décision de réduire ou de cesser sa consommation d'alcool ou d'autres drogues.

La cliente devra peut-être participer à un programme spécialisé de traitement de la toxicomanie.

Il existe au Canada une variété de programmes et de services du genre, mais les grandes villes offrent davantage de possibilités que les petites collectivités. Certains services s'adressent à l'ensemble de la population, tandis que d'autres sont conçus expressément pour un groupe particulier (p. ex. femmes, hommes, jeunes, personnes âgées, groupes ethnoculturels, personnes ayant des démêlés avec la justice). Il peut s'agir de programmes

113.

d'initiative personnelle, de groupes d'entraide ou d'un traitement avec séjour en établissement (mais cette dernière option est rarement nécessaire). Lorsque vous décidez d'orienter une cliente vers un autre service, assurez-vous de choisir un traitement vraiment adapté à ses besoins. Pour connaître les possibilités de traitement en Ontario, vous pouvez vous adresser au service Drogue et alcool - Répertoire des traitements (DART) en composant le 1-800-565-8603.

Il y a certains types de traitements qui conviennent généralement mieux aux femmes, mais d'autres facteurs comme la disponibilité et l'accessibilité doivent aussi être pris en considération. La section suivante décrit l'éventail des traitements offerts.

Remarque : Lorsque vous examinez les différentes options en compagnie de la cliente, conseillez-lui de choisir le traitement le moins susceptible de perturber ses habitudes de vie. Si une femme peut atteindre ses objectifs dans le cadre d'un traitement en consultation externe (c'est-à-dire en demeurant à la maison), cette option est préférable au traitement avec séjour en établissement. Par ailleurs, si une femme peut atteindre ses objectifs de son propre chef ou dans le cadre d'un programme d'initiative personnelle, elle évite ainsi de se rendre à des séances de counseling quotidiennes ou hebdomadaires et de suivre une thérapie de groupe.

OPTIONS SANS SÉJOUR EN ÉTABLISSEMENT

Option	Conçue pour	Caractéristiques	Durée habituelle	Exigences
Évaluation et orientation	personne pour qui la consommation d'alcool ou d'autres drogues peut poser un problème ou qui s'inquiète de la consommation d'un proche	• examen des répercussions de l'alcool ou d'autres drogues sur la vie de la cliente • établissement d'un plan de traitement en collaboration avec la cliente • orientation vers le service de traitement le mieux adapté aux besoins de la cliente • orientation de la cliente vers d'autres services communautaires • soutien de la cliente avant et après le traitement • liaison avec d'autres organismes afin d'obtenir du soutien pour la cliente et de l'information pour sa famille	une ou deux entrevues d'évaluation d'une durée de deux heures	• se présenter à un ou deux rendez-vous • participer à une entrevue pouvant durer jusqu'à deux heures • être sobre lors de l'entrevue (aucune consommation d'alcool ou de drogue, sauf dans le cas des médicaments prescrits par un médecin)
Counseling hebdomadaire	personne qui en est aux premiers stades d'un problème d'usage d'alcool ou d'autres drogues ou qui montre des signes de rechute	• examen des répercussions de l'alcool ou d'autres drogues sur la vie de la cliente • en collaboration avec la cliente, établissement d'objectifs concernant sa consommation d'alcool ou d'autres drogues • information au sujet des risques que comporte la consommation d'alcool ou d'autres drogues • acquisition de compétences menant à l'adoption d'un mode de vie sain et équilibré • liaison avec d'autres services communautaires • assistance en vue d'éviter la rechute • consultations et soutien individuels; séances de counseling de groupe • possibilité de counseling à domicile grâce aux programmes pour les personnes âgées • counseling dans plusieurs aspects de la vie quotidienne • lectures et travaux pratiques • information et soutien auprès de la famille de la cliente ou orientation vers des services de soutien à la famille	une ou deux séances par semaine pendant un à six mois	• se présenter à des rendez-vous réguliers • être sobre lors des rendez-vous (aucune consommation d'alcool ou de drogue, sauf dans le cas des médicaments prescrits par un médecin)

115.

OPTIONS SANS SÉJOUR EN ÉTABLISSEMENT *suite . . .*

Option	Conçue pour	Caractéristiques	Durée habituelle	Exigences
Counseling de jour ou de soir	personne qui a des problèmes liés à sa consommation d'alcool ou d'autres drogues, ou encore est dépendante de ces substances	• information au sujet des risques que comporte la consommation d'alcool ou d'autres drogues • acquisition de compétences menant à l'adoption d'un mode de vie sain et équilibré • consultations et soutien individuels; séances de counseling de groupe • information et soutien auprès de la famille de la cliente ou orientation vers des services de soutien à la famille • en collaboration avec la cliente, planification des activités après le traitement • assistance en vue d'éviter la rechute • liaison avec des groupes d'entraide (p. ex. Alcooliques Anonymes)	séances quotidiennes de deux à cinq heures en semaine, pendant deux à cinq semaines	• participer aux activités quotidiennes • ne pas prendre d'alcool et d'autres drogues pendant plusieurs jours avant de commencer le traitement • ne pas prendre d'alcool et d'autres drogues pendant la durée du traitement
Soins de suivi ou postcure	personne qui a participé à un programme de traitement en consultation externe, de jour ou avec séjour en établissement	• rappel des compétences menant à l'adoption d'un mode de vie sain et équilibré • consultations et soutien individuels; séances de counseling de groupe • assistance en vue d'éviter la rechute • liaison avec des groupes d'entraide • utilisation de matériel d'initiative personnelle	plusieurs mois à plusieurs années, selon les besoins	• avoir terminé un programme de traitement de la toxicomanie
Groupe d'entraide	personne qui a déjà été dépendante de l'alcool ou d'autres drogues et qui a besoin du soutien d'un groupe pour ne plus consommer	• rencontre avec d'autres personnes qui se rétablissent d'un problème lié à l'alcool ou à d'autres drogues • soutien réciproque des membres, qui communiquent leurs expériences, points forts et espoirs • programme structuré de rétablissement (p. ex. 12 étapes des Alcooliques Anonymes) • activités sociales sans alcool ni drogue • aucuns frais d'adhésion; contributions volontaires • membres qui accompagnent ou guident une personne dans sa démarche	réunions d'une ou deux heures tenues régulièrement dans la plupart des collectivités au Canada	• être motivée à cesser de boire ou de prendre de la drogue • respecter les principes du groupe

116.

OPTIONS SANS SÉJOUR EN ÉTABLISSEMENT *suite...*

Option	Conçue pour	Caractéristiques	Durée habituelle	Exigences
Initiative personnelle	personne qui souhaite réduire ou cesser sa consommation d'alcool, mais qui n'est pas dépendante de l'alcool, ne traverse pas une crise personnelle et n'a pas de problèmes liés à d'autres drogues que l'alcool	• matériel d'initiative personnelle (méthodes éprouvées et considérées utiles par d'autres personnes) proposé à la cliente pour qu'elle puisse réduire ou cesser sa consommation d'alcool • intimité et confidentialité • flexibilité (la cliente n'a pas besoin de services de transport ou de garde d'enfants et elle peut intégrer le programme à sa vie quotidienne sans perturber ses activités)	jusqu'à ce que la cliente atteigne ses objectifs à long terme	• suivre les directives du programme dans la documentation • être motivée à réduire sa consommation d'alcool ou à arrêter de boire

117.

OPTIONS AVEC SÉJOUR EN ÉTABLISSEMENT

Option	Conçue pour	Caractéristiques	Durée habituelle	Exigences
Désintoxication	personne qui souhaite renoncer à l'alcool ou à d'autres drogues sous la supervision et avec le soutien de personnel qualifié	• logement, repas et services de soutien • supervision des symptômes de sevrage de la cliente • accès à des services médicaux d'urgence situés à proximité • information sur différents programmes de traitement et aide pour avoir accès à ces programmes • liaison avec des groupes d'entraide • en région rurale, services de désintoxication offerts dans différents environnements (p. ex. à la maison)	trois à cinq jours	• ne pas consommer d'alcool ou d'autres drogues sur les lieux (à moins d'une ordonnance du médecin) • ne pas user de violence • ne pas nécessiter de soins médicaux immédiats
Bref séjour en établissement	personne qui a des problèmes liés à sa consommation d'alcool ou d'autres drogues, est dépendante de ces substances, éprouve des problèmes depuis longtemps ou n'a pas obtenu de succès dans le cadre d'un programme sans séjour en établissement	• information au sujet des risques que comporte la consommation d'alcool ou d'autres drogues • acquisition de compétences menant à l'adoption d'un mode de vie sain et équilibré • consultations et soutien individuels; séances de counseling de groupe • information et soutien auprès de la famille de la cliente ou orientation vers des services de soutien à la famille • en collaboration avec la cliente, planification des activités après le traitement • sports et loisirs • assistance en vue d'éviter la rechute • liaison avec des groupes d'entraide	jusqu'à un mois	• ne pas prendre d'alcool et d'autres drogues pendant plusieurs jours avant de commencer le traitement • ne pas prendre d'alcool et d'autres drogues pendant la durée du traitement • participer aux activités éducatives et thérapeutiques

118.

OPTIONS AVEC SÉJOUR EN ÉTABLISSEMENT *suite ...*

Option	Conçue pour	Caractéristiques	Durée habituelle	Exigences
Séjour prolongé en établissement	personne qui a des problèmes liés à sa consommation d'alcool ou d'autres drogues, est dépendante de ces substances, éprouve des problèmes depuis longtemps, n'a pas obtenu de succès dans le cadre d'un programme sans séjour en établissement et a des problèmes sur le plan professionnel, peu d'entregent et un logement inadéquat	• aide pour réintégrer la société (p. ex. soutien social, formation professionnelle, logement) • information au sujet des risques que comporte la consommation d'alcool ou d'autres drogues • acquisition des compétences menant à l'adoption d'un mode de vie sain et équilibré • consultations et soutien individuels; séances de counseling de groupe • information et soutien auprès de la famille de la cliente ou orientation vers des services de soutien à la famille • en collaboration avec la cliente, planification des activités après le traitement • sports et loisirs • assistance en vue d'éviter la rechute • liaison avec des groupes d'entraide	six semaines à six mois	• terminé un programme de désintoxication (c.-à-d. ne pas avoir d'alcool ou de drogue dans l'organisme) • ne pas prendre d'alcool ni d'autres drogues pendant la durée du traitement • participer aux activités éducatives et thérapeutiques
Communauté thérapeutique	personne qui souhaite rebâtir sa vie sans alcool ni drogue	• règlements et horaires stricts • formation professionnelle • création d'une atmosphère familiale • majorité de clients ou clientes cocaïnomanes ou héroïnomanes • aide pour réintégrer la société • information au sujet des risques que comporte la consommation d'alcool ou d'autres drogues • acquisition de compétences menant à l'adoption d'un mode de vie sain et équilibré • consultations et soutien individuels; séances de counseling de groupe • en collaboration avec la cliente, planification des activités après le traitement • sports et loisirs • assistance en vue d'éviter la rechute • liaison avec des groupes d'entraide	six à quinze mois	• avoir terminé un programme de désintoxication (c.-à-d. ne pas avoir d'alcool ou de drogue dans l'organisme) • avoir subi un examen médical et une évaluation psychiatrique • participer à des activités selon un horaire strict • contribuer à l'entretien des lieux (c.-à-d. se charger de certaines corvées domestiques)

119.

OPTIONS AVEC SÉJOUR EN ÉTABLISSEMENT *suite...*

Option	Conçue pour	Caractéristiques	Durée habituelle	Exigences
Logement supervisé ou maison de transition	personne qui a terminé un programme de traitement avec séjour en établissement et qui a besoin d'une transition, ou étape intermédiaire, avant de retrouver son autonomie	• atmosphère familiale • aide pour réintégrer la société • pratique de compétences menant à l'adoption d'un mode de vie sain et équilibré • accès à des consultations et du soutien individuels, ou à des séances de counseling de groupe • assistance en vue d'éviter la rechute • liaison avec des groupes d'entraide	six mois à un an	• avoir terminé un programme de désintoxication (c.-à-d. ne pas avoir d'alcool ou de drogue dans l'organisme) • participer à des activités en dehors de l'établissement (p. ex. études, travail) • si possible, payer une partie de la nourriture et du logement

Adapté de la documentation de la Fondation de la recherche sur la toxicomanie (1994)

120.

CHOISIR UN PROGRAMME DE TRAITEMENT

La section ci-après énumère les questions que vous et la cliente devez examiner avant de choisir le traitement qui convient le mieux à ses besoins particuliers. *[Adapté des renseignements fournis par Bev Cain du service Drogue et alcool - Répertoire des traitements (DART— Ontario) et par Bonnie Orvidas du centre d'évaluation et d'orientation de Thames Valley (London, Ontario)].*

Remarque : *Reportez-vous aux points intitulés* «Questions d'accès», «Questions propres au programme choisi» *et* «Questions relatives au traitement» *du Chapitre 3 pour de plus amples renseignements sur les questions présentées dans les encadrés des pages suivantes.*

Renseignements généraux à obtenir sur la cliente

* Âge
* Sexe
* Orientation sexuelle
* Langue de préférence
* Origines ethnoculturelles
* Substance(s) consommée(s) — consommation à faible risque, usage problématique, dépendance
* Problèmes de mobilité, de vision ou d'ouïe — Faut-il s'adresser à des services spécialisés?
* Troubles du développement — Faut-il s'adresser à des services spécialisés?
* Conditions de logement
* Diagnostic psychiatrique — Faut-il s'adresser à un programme qui traite simultanément les problèmes de toxicomanie et de santé mentale? La personne prend-elle des médicaments?
* Autres problèmes parallèles (p. ex. troubles de l'alimentation, violence, VIH, sida, automutilation)
* Problèmes judiciaires — La personne est-elle en probation ou en liberté conditionnelle? Doit-elle comparaître devant les tribunaux?
* Préférences concernant le service — La personne préfère-t-elle les groupes mixtes ou les services axés sur des groupes spéciaux (p. ex. fran-cophones, autochtones, femmes, jeunes, personnes ayant des troubles jumelés de toxicomanie et de santé mentale)

121.

• Obstacles — La personne est-elle réticente à obtenir de l'aide parce qu'elle a peur de ne pas se sentir en sécurité ou de se faire enlever ses enfants?

Comment s'informer des services disponibles dans votre collectivité?

Lorsque la cliente a été évaluée et qu'on a décidé de l'orienter vers un service de traitement, vous pouvez consulter plusieurs sources pour déterminer les services qui conviennent le mieux à ses besoins. Voici quelques-unes des ressources :

• Centre canadien de lutte contre l'alcoolisme et les toxicomanies
  • Répertoire des ressources pour le traitement de l'alcoolisme et de la toxicomanie en Ontario
  • Répertoire des services de toxicomanies au Canada
  • Inventory of Addictions Treatment Services for Women in Canada
• Drogue et alcool - Répertoire des traitements (DART—Ontario) 1-800-565-8603. Fournit des renseignements à jour sur les services ontariens de traitement de l'alcoolisme et de la toxicomanie (information en plusieurs langues)
• centres d'évaluation et d'orientation (en région)

Pour des renseignements sur les services offerts dans chaque province, consultez la liste des organismes provinciaux de la section *Renseignements supplémentaires* à la fin de la présente publication.

Le fait de vous familiariser avec les services existants vous aidera à choisir, de concert avec la cliente, le programme le mieux adapté à ses besoins et pourra la mettre plus à l'aise à l'idée de participer au programme.

Remarque : Il peut s'écouler beaucoup de temps avant que la cliente obtienne le service sur lequel vous vous êtes entendus. Pendant cette période, gardez contact avec elle, continuez à lui offrir votre soutien et orientez-la, au besoin, vers un groupe d'entraide.

Questions à poser concernant l'accès aux services

• Comment les femmes ont-elles accès au programme (c.-à-d. quelles sont les conditions d'admissibilité)? Existe-t-il un processus d'évaluation spécialement conçu pour les femmes?
• La cliente doit-elle voyager pour se faire admettre au programme? Doit-elle téléphoner chaque semaine avant le traitement? Peut-elle téléphoner à frais virés?

122.

- Y a-t-il des obstacles physiques qui réduisent l'accès des clients (p. ex. des escaliers)?
- Pendant combien de temps la cliente doit-elle demeurer abstinente avant de commencer le programme? Fait-on des tests de dépistage des drogues?
- Y a-t-il un centre de désintoxication pour femmes à proximité du centre de traitement?
- Le programme accepte-t-il des femmes enceintes? Si oui, quelles sont les conditions d'admissibilité?
- Le programme permet-il aux membres de la famille de participer active-ment au traitement? Si le conjoint décide de participer, peut-on obtenir des services de garde d'enfants?
- Le programme fournit-il ou permet-il d'obtenir des services de garde d'enfants? Quels sont ces services?
- Les dates d'admission au programme sont-elles fermes ou sujettes à chan-ger? Est-ce que les clients sont avertis à l'avance de leur date d'admission pour leur permettre de se préparer en conséquence? *[Remarque : cette ques-tion est particulièrement importante dans le cas des femmes qui ont des enfants ou qui doivent manquer des cours ou des journées de travail.]*
- Y a-t-il des frais associés au programme?
- Le programme accepte-t-il des femmes de tous les âges?
- Les intervenants ont-ils l'expérience du travail auprès de femmes bisexu-elles ou lesbiennes? Quelles sont leurs connaissances et attitudes dans ce domaine?
- Les services sont-ils adaptés à d'autres langues et cultures?
- Le programme offre-t-il des services de soutien complémentaire?

Questions à poser concernant le programme

- Quel genre de personnel l'organisme emploie-t-il (alcooliques et toxico-manes rétablis, professionnels, combinaison des deux, consultants externes spécialisés dans les questions médicales ou psychiatriques, membres de groupes ethnoculturels)? Le personnel participe-t-il active-ment au programme?
- Quel est le fondement ou la philosophie du programme de traitement? Les clients sont-ils obligés de participer aux réunions des AA ou d'un autre groupe d'entraide? À combien de réunions doivent-ils assister par semaine?
- Les clients doivent-ils passer un examen médical? Cet examen peut-il être fait par un médecin de la cliente ou doit-il être effectué par le per-sonnel du centre de traitement?
- Quels services le programme offre-t-il aux femmes?

123.

- évaluation et counseling individuels
- acquisition de techniques de communication
- cours d'affirmation de soi
- information sur la gestion du stress et des situations d'urgence
- exercices de valorisation de soi
- création d'un réseau de soutien
- acquisition de compétences parentales
- information sur la gestion d'un budget

- Offre-t-on des services de psychiatrie? Les clients peuvent-ils prendre des médicaments prescrits par un psychiatre? Si oui, quels médicaments sont permis?

- Fournit-on du counseling aux femmes qui ont vécu la violence physique ou sexuelle? Si oui, quelle est la formule utilisée?

- Le programme traite-t-il les troubles de l'alimentation? Si oui, quelle est la formule utilisée? Que fait-on si le fait d'avoir renoncé à l'alcool ou à une autre drogue aggrave le trouble de l'alimentation ou les comportements autodestructeurs d'une cliente? Doit-elle abandonner le programme?

- S'il n'y a pas de programme réservé aux femmes, y a-t-il des femmes thérapeutes? Quel est le ratio hommes-femmes au sein du programme?

- Les programmes mixtes (hommes et femmes) offrent-ils des séances de counseling de groupe pour femmes seulement? Si oui, à quelle fréquence ont-elles lieu?

- Le programme a-t-il une composante qui permet aux femmes d'examiner leur consommation d'alcool ou d'autres drogues dans un contexte sociétal (c.-à-d. qui tient compte de la manière dont les femmes sont perçues et traitées dans la société)?

- Que se passe-t-il si une femme recommence à prendre de l'alcool ou de la drogue pendant sa participation au programme? Devra-t-elle abandonner le programme?

- Offre-t-on du soutien aux femmes bisexuelles ou lesbiennes? Existe-t-il des groupes précis? Une femme qui avoue son homosexualité ou sa bisexualité se sentira-t-elle appuyée?

- Y a-t-il des politiques et des procédures pour venir en aide aux clients porteurs du VIH?

- Offre-t-on des soins médicaux? Le programme compte-t-il des spécialistes de la santé des femmes? Le médecin du centre de traitement est-il un homme ou une femme? *[Remarque : Certaines femmes refusent de passer un examen médical si elles ne connaissent pas le médecin ou si le médecin est un homme.]*

124.

- Le programme comporte-t-il des risques médicaux ou psychologiques (p. ex. obligation de renoncer immédiatement à toutes les substances consommées, y compris les médicaments absolument nécessaires)?
- Le programme et les services sont-ils bien adaptés à la réalité culturelle (p. ex. idées, philosophie, approche)?
- Comment la diversité (p. ex. âge, orientation sexuelle) entre les femmes est-elle accueillie et traitée?
- Le programme a-t-il une composante religieuse obligatoire?
- Le programme a-t-il une composante spirituelle?
- Le programme comprend-il des activités physiques ou sportives? Quel est le degré d'activité physique exigé? Comment se déroulent les séances de conditionnement physique? Sont-elles obligatoires?
- Le programme prévoit-il des activités le soir et la fin de semaine? Si oui, lesquelles? Des règles strictes sont-elles appliquées lorsqu'il n'y a pas d'activités précises? Les femmes peuvent-elles sortir du centre? Si oui, leur fait-on entièrement confiance? *[**Remarque :** La question du contrôle est délicate chez certaines femmes, qui ont vécu des expériences négatives par le passé.]*
- Y a-t-il des heures de visite? Les enfants d'une cliente peuvent-ils venir la voir? Peut-elle retourner chez elle les fins de semaine? Peut-elle sortir du centre lorsque sa famille et ses amis lui rendent visite?
- Les appels téléphoniques sont-ils permis? Une femme peut-elle téléphoner aux membres de sa famille ou recevoir des appels? À quel moment? S'agit-il d'un téléphone public ou d'une ligne privée?
- La cliente doit-elle préparer les repas, faire du ménage ou s'acquitter d'autres tâches ménagères?
- Quel est le degré d'intimité offert? Les femmes doivent-elles partager les chambres ou les salles de bains?
- La cliente doit-elle signer un contrat ou un autre document? Doit-elle mettre en gage une somme d'argent, une propriété ou d'autres biens?
- Le programme aide-t-il la clientèle à obtenir d'autres services?
- Le programme offre-t-il des soins de suivi? Qui peut en recevoir? Pour combien de temps?

125.

ANNEXE

Comment arrêter de boire ou réduire votre consommation d'alcool
[Source : Sanchez-Craig (1995)]

Qu'est-ce que la consommation modérée?
Par définition, la consommation modérée ne nuit pas à votre santé, vos relations ou vos responsabilités, et ne met pas en danger votre vie ou celle d'autrui. Plusieurs femmes qui avaient un problème lié à l'alcool sont parvenues à la modération en suivant ces lignes directrices* :
  • Ne pas boire tous les jours; les clientes qui ont réussi le programme ne prennent généralement pas d'alcool environ trois jours par semaine.
  • Ne pas boire plus de trois verres standard par jour.
  • Ne pas boire plus de neuf verres standard par semaine — la plupart du temps les clientes qui ont réussi le programme maintenaient leur consommation en deçà de ces limites.
  • Ne pas boire plus d'un verre à l'heure — cette mesure aide à éviter l'ivresse.
  • Ne pas boire pour faire face à ses problèmes.
  • Ne pas faire de l'alcool un élément important de ses loisirs.

Il faut aussi éviter de boire de l'alcool avant ou durant des activités risquées (p. ex. conduire une voiture ou un bateau, faire de la natation ou pratiquer toute autre activité qui exige la plus grande prudence.)

*Remarque importante : Ces lignes directrices sont fondées sur les habitudes de consommation de clientes qui ont «réussi» le programme; en effet, un ou deux ans après la fin du programme, elles ont déclaré n'avoir aucun problème relatif à leur consommation d'alcool. Ces lignes directrices peuvent changer au fur et à mesure que sont publiées les nouvelles recherches sur la consommation modérée. Gardez à l'esprit que tout niveau de consommation comporte un risque et que moins vous consommez, moins vos risques sont élevés.

126.

COMMENT DÉFINIT-ON UN VERRE?

Un verre standard équivaut à : 45 mL (1,5 oz) de spiritueux, 85 mL (3 oz) de vin fortifié, 140 mL (5 oz) de vin de table ou 341 mL (12 oz) de bière ordinaire.

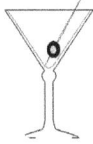

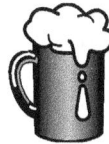

Étapes pour arrêter de boire ou réduire sa consommation d'alcool

1. Déterminez votre objectif à long terme et les façons d'y parvenir.

- Vous pouvez diminuer graduellement votre consommation jusqu'à l'abstinence ou la modération.
- vous pouvez commencer à boire avec modération ou arrêter de boire d'un coup sec à partir du premier jour du programme, et vous en tenir à votre décision.
- Vous pouvez vous abstenir de boire pendant les deux premières semaines du programme, puis décider si vous voulez continuer à ne plus boire du tout ou devenir une buveuse modérée.

2. Si vous avez choisi la modération, précisez votre objectif.

Si vous avez choisi la modération, tentez de respecter les lignes directrices mentionnées plus haut. Précisez votre objectif comme suit :

Nombre maximum de jours dans une semaine où je boirai
_____ jours

Nombre maximum de verres d'alcool que je boirai par jour
_____ verres

Nombre maximum de verres d'alcool que je boirai par semaine
_____ verres

127.

Situations dangereuses

Inscrivez les situations où vous risquez de dépasser les limites que vous vous êtes fixées.

_____

_____

_____

_____

_____

_____

_____

3. Prenez note de la quantité d'alcool que vous buvez.

Tenez un registre quotidien de vos jours de consommation et d'abstinence. Les clientes qui prennent note de leur consommation quotidienne pendant au moins trois mois réussissent mieux à atteindre et à maintenir leur objectif.

Journal de bord

Mon objectif pour la semaine n° ____
Nombre maximum de verres par jour ____
Nombre maximum de jours de consommation cette semaine ____
Nombre maximum de verres cette semaine ____

	L	M	M	J	V	S	D	Total
bouteilles de bière de 12 oz								
verres de vin de 5 oz								
verres de vin fortifié de 3 oz								
verres de spiritueux de 1,5 oz								
Nombre total de verres d'alcool par jour								

4. Équilibrez votre consommation d'alcool.
• Mesurez vos boissons.
• Diluez vos boissons pour diminuer la teneur en alcool (p. ex. diluez votre verre de vin avec une boisson gazeuse pour en faire un «spritzer»).
• Buvez lentement.
• Laissez passer au moins une heure entre deux verres.
• Faites alterner boissons alcoolisées et non alcoolisées (p. ex. boissons gazeuses, jus ou eau).
• Évitez de boire sans manger.
• Évitez les cocktails qui contiennent plusieurs types d'alcool.

Les buveuses qui parviennent à la modération se tournent souvent vers les boissons à faible teneur en alcool, comme les bières et les vins légers.

5. Planifiez pour éviter de boire excessivement.
Quand vous commencez à vous abstenir ou à boire avec modération, vous devez prévoir la façon dont vous ferez face aux pressions dans les situations sociales.

Avant de vous rendre à une rencontre sociale, vous devriez toujours :
• décider si vous boirez ou non;
• planifier des moyens efficaces de dire «non» à vous-même et aux autres.

Autres stratégies que vous pouvez songer à utiliser :
• demandez à une personne de confiance de vous aider à ne pas dépasser la limite (elle peut, par exemple, diluer votre boisson ou vous rappeler votre limite).
• trouvez un moyen simple de comptabiliser les verres que vous buvez (p. ex. en faisant passer une pièce de monnaie d'une poche à l'autre à chaque verre que vous buvez).
• soyez prête à utiliser une bonne excuse pour vous empêcher de succomber à la tentation (p. ex. «Non merci, je conduis» ou «Je ne bois pas ce soir.»).

6. Adonnez-vous à des loisirs et à d'autres activités.
Les personnes qui apprennent à s'abstenir ou à boire avec modération font un effort délibéré pour remplacer les heures qu'elles passaient à boire par d'autres activités. Faites des choses que vous aimez comme :

129.

- faire une promenade;
- aller au cinéma;
- lire un bon livre;
- écouter de la musique;
- suivre un cours;
- s'inscrire à un club.

7. Trouvez des moyens de faire face aux problèmes sans alcool.

Les problèmes de la vie quotidienne peuvent interférer avec vos projets d'abstinence ou de modération. Il peut s'agir de petits désagréments ou encore d'épreuves personnelles. Les problèmes qui menacent la réalisation de vos objectifs sont souvent causés par :
- des différends avec une autre personne;
- des sentiments négatifs.

Comme il est impossible de prévoir les problèmes, il est utile d'avoir une stratégie pour y faire face dès qu'ils se manifestent. Les étapes qui suivent vous aideront à aborder les problèmes de la vie quotidienne d'une manière systématique.

- Identifiez le problème — déterminez comment vous vous sentez par rapport au problème, comment vous réglez habituellement ce genre de situation et quelles sont les conséquences de vos gestes.

- Envisagez de nouvelles approches — pensez à d'autres façons de régler la situation.

- Choisissez l'approche la plus prometteuse — déterminez si l'approche aura des résultats positifs et pourquoi, si elle est pratique et réaliste.

- Évaluez l'efficacité de la nouvelle approche — déterminez si vous avez obtenu les résultats escomptés ou si vous auriez pu la modifier pour la rendre plus efficace.

Si votre approche n'a pas fonctionné ou que vous n'avez pas réussi à l'appliquer efficacement, ne vous découragez pas et essayez une nouvelle approche. Il y a toujours plus d'une solution à un problème.

8. Maintenez votre abstinence ou votre modération.

Voici les stratégies que vous connaissez déjà :
- tenir un journal de bord de votre consommation quotidienne d'alcool;
- équilibrer votre consommation d'alcool;
- planifier pour éviter de boire excessivement;
- s'adonner à des loisirs sans consommation d'alcool;
- faire face aux problèmes sans prendre d'alcool.

Nouvelles stratégies

Les rechutes occasionnelles (quand vous n'atteignez pas votre objectif, quand vous buvez trop) sont monnaie courante. N'abandonnez pas la partie et ne vous laissez pas décourager. Essayez plutôt de tirer une leçon de votre expérience. Revoyez votre objectif et les stratégies que vous employez pour faire face aux tentations.

Surveillez vos progrès régulièrement, c'est-à-dire tous les trois mois. Examinez votre consommation d'alcool pendant cette période et les stratégies que vous employez pour réduire ou cesser votre consommation.

Outils d'évaluation

Il est important de préciser à toutes vos clientes (qu'elles aient un problème de toxicomanie ou non) que l'examen de la consommation d'alcool ou d'autres drogues est une composante habituelle de l'évaluation.

Questionnaire sur la santé des femmes et leur consommation d'alcool ou d'autres drogues

Votre cliente peut remplir seule le Questionnaire sur la santé des femmes et leur consommation d'alcool ou d'autres drogues (car il n'y a pas de points attribués à chaque réponse). Ce questionnaire est en fait un outil supplémentaire qui vous permettra d'aborder les habitudes de consommation de votre cliente.

131.

QUESTIONNAIRE SUR LA SANTÉ DES FEMMES ET LEUR CONSOMMATION D'ALCOOL OU D'AUTRES DROGUES

1. Avez-vous déjà eu l'un des problèmes de santé suivants?

	Oui	Non
a) anémie ou autre trouble sanguin	❑	❑
b) hypertension artérielle	❑	❑
c) jaunisse ou trouble hépatique (foie)	❑	❑
d) vomissement de sang ou autre problème d'estomac	❑	❑
e) inflammation du pancréas (pancréatite)	❑	❑
f) infertilité (c.-à-d. difficulté à tomber enceinte)	❑	❑
g) problèmes au niveau des ovaires	❑	❑
h) problèmes au niveau des trompes de Fallope	❑	❑

2. Quelles caractéristiques parmi les suivantes (le cas échéant) décrivent le mieux vos menstruations habituelles? (Si vous êtes ménopausée, décrivez vos menstruations avant la ménopause.) Cochez toutes les caractéristiques applicables.

a) irrégulières ❑

b) douloureuses ❑

c) accompagnées de nausée ❑

d) accompagnées de dépression ❑

e) tension prémenstruelle ❑

3. Avez-vous connu des périodes de désespoir, de tristesse ou de dépression? Pendant ces périodes, avez-vous eu les symptômes suivants?

	Oui	Non
a) perte d'appétit	❑	❑
b) perte ou gain de poids	❑	❑
c) perte d'intérêt envers les activités qui vous plaisaient	❑	❑
d) journée entière passée au lit ou en tenue de nuit	❑	❑
e) crises où vous étiez incapable d'arrêter de pleurer	❑	❑
f) troubles du sommeil	❑	❑
g) état persistant pendant une semaine ou plus	❑	❑

4. Lorsque vous êtes déprimée ou nerveuse, les moyens suivants
sont-ils utiles pour vous sentir mieux ou vous détendre?

	utile	inutile	pas essayé
a) fumer une cigarette	❏	❏	❏
b) redoubler d'efforts à la maison ou au travail	❏	❏	❏
c) prendre un tranquillisant (p. ex. benzodiazépine)	❏	❏	❏
d) prendre une pilule ou un médicament quelconque	❏	❏	❏
e) prendre un verre (c.-à-d. une bière, un verre de vin ou de spiritueux)	❏	❏	❏
f) parler à des amis ou des proches	❏	❏	❏

5. Avez-vous déjà consulté un médecin, psychologue,
travailleur social, membre du clergé ou autre type
d'intervenant pour un problème émotif?

Oui ❏   Non ❏

6. Combien de cigarettes fumez-vous par jour?

❏ plus de 2 paquets   ❏ 1-2 paquets   ❏ moins de 1 paquet
❏ je ne fume pas tous les jours   ❏ je ne fume pas du tout

7. Vous arrive-t-il souvent de boire un verre de vin, de bière ou d'une autre
boisson contenant de l'alcool?

❏ 3 fois ou plus par jour   ❏ une ou deux fois par semaine
❏ 2 fois par jour   ❏ moins d'une fois par semaine
❏ tous les jours ou presque
tous les jours   ❏ jamais

8. Si vous buvez du vin, de la bière ou d'autres boissons alcoolisées,
vous arrive-t-il souvent de prendre un ou deux verres lors d'une
même occasion?

❏ presque toujours   ❏ souvent   ❏ quelquefois   ❏ jamais

9. Si vous buvez du vin, de la bière ou d'autres boissons alcoolisées,
vous arrive-t-il souvent de prendre quatre verres ou plus lors d'une
même occasion?

❏ presque toujours   ❏ souvent   ❏ quelquefois   ❏ jamais

133.

10. Quels médicaments sur ordonnance prenez-vous? *Veuillez les énumérer tous.* _____

11. Quels autres médicaments ou drogues prenez-vous (médicaments sur ordonnance, en vente libre ou drogues illégales)? *Veuillez les énumérer tous.* _____

12. Pour laquelle ou lesquelles des raisons suivantes prenez-vous principalement de l'alcool ou d'autres drogues (y compris le tabac)? *Cochez toutes les réponses applicables.*

    a) oublier mes soucis   ❏

    b) me sentir mieux lorsque je suis mal dans ma peau   ❏

    c) me calmer lorsque je suis en colère   ❏

    d) me soulager lorsque je suis déprimée ou nerveuse   ❏

13. Laquelle ou lesquelles des expériences suivantes pourraient s'appliquer à votre consommation d'alcool ou d'autres drogues au cours des 12 derniers mois? *Cochez toutes les réponses applicables.*

    a) avaler rapidement quelques verres ou prendre de la
       drogue avant de vous rendre à une réception   ❏

    b) vous retrouver au milieu d'une discussion orageuse
       après avoir bu ou pris de la drogue   ❏

    c) avoir de la difficulté à conduire après avoir bu ou pris
       d'autres drogues   ❏

    d) avoir l'impression que votre usage d'alcool ou de drogue
       nuit à votre vie familiale   ❏

    e) commencer à boire ou à prendre de la drogue et avoir
       de la difficulté à vous arrêter   ❏

    f) avoir des amis ou des proches qui s'inquiètent ou se
       plaignent de votre consommation d'alcool ou de drogue   ❏

    g) ne pas vous rappeler des choses que vous avez dites ou
       faites sous l'influence de l'alcool ou d'une drogue et
       qu'un ami ou un proche vous a rapportées   ❏

    h) avoir la gueule de bois ou sentir les effets d'autres drogues
       (p. ex. voir ou entendre des choses qui ne sont pas là en réalité)   ❏

14. Avez-vous déjà recommencé à boire ou à prendre de la drogue (y compris le tabac) après avoir tenté de réduire ou de cesser votre consommation?

Oui Non
❑ ❑

15. Avez-vous déjà pris des produits qui modifient l'humeur (p. ex. médicaments contre l'anxiété ou l'insomnie, pilules amaigrissantes, cocaïne) jusqu'au point où vous en aviez constamment besoin?

Oui Non
❑ ❑

16. Est-ce que votre mère ou votre père a déjà eu des problèmes liés à l'alcool ou à une autre drogue (y compris le tabac)?

Oui Non
❑ ❑

17. Y a-t-il des moments durant votre grossesse où vous vous êtes sentie ivre ou très euphorique après avoir bu de l'alcool ou pris une autre drogue?

jamais été enceinte   oui   non
❑   ❑   ❑

Traduit et adapté de Blume & Russell

Test TWEAK pour l'usage de l'alcool

Le test TWEAK peut être rempli par la cliente ou être intégré à la collecte normale des renseignements au moment de l'évaluation.

Remarque : *Le nom TWEAK est l'acronyme anglais formé à partir des cinq points du test, soit T pour Tolerance, W pour Worry, E pour Eye-Opener, A pour Amnesia et K (C) pour Cut Down. Les points qui figurent dans l'encadré ci-après ont donc été traduits de l'anglais.*

Remarque importante : *Lorsque le questionnaire TWEAK est utilisé auprès de femmes, la troisième question, Verre le matin, pourrait être plus utile si elle était formulée comme suit : «Avez-vous déjà eu besoin de prendre un verre ou un médicament quelconque le matin en vous levant pour calmer votre nervosité ou soulager une gueule de bois?» [Blume, 1994]*

Pointage du TWEAK

La question sur la tolérance équivaut à 2 points lorsqu'une femme a besoin de trois verres ou plus pour ressentir les effets de l'alcool. La question sur l'inquiétude récolte 2 points pour une réponse affirmative («oui»). Les trois dernières questions valent 1 point chacune si la réponse est affirma-

135.

tive («oui»). Un pointage total de 2 points ou plus indique que la consommation d'alcool de la cliente pourrait lui causer des problèmes.

TEST TWEAK

Buvez-vous des boissons alcoolisées? Si oui, veuillez répondre au test TWEAK.

Tolérance : Après combien de verres sentez-vous les effets de l'alcool (ivresse)? (Indiquez le nombre de verres)   _____

Inquiétude : Des amis intimes ou des proches se sont-ils déjà inquiétés ou plaints de votre consommation d'alcool au cours de l'année écoulée?   _____

Verre le matin : Prenez-vous parfois un verre en vous levant le matin?   _____

Amnésie (trous de mémoire) : Vous est-il déjà arrivé de ne pas vous rappeler des choses que vous avez dites ou faites sous l'influence de l'alcool ou d'une drogue et qu'un ami ou un proche vous a rapportées?   _____

Réduire sa consommation : Sentez-vous parfois le besoin de réduire votre consommation d'alcool?   _____

Source : Russell et al. (1994)

ICD-10 (Classification internationale des maladies, 10e édition)

L'ICD-10 classe le syndrome de la dépendance à l'alcool ou à une drogue dans une catégorie diagnostique particulière. Selon cette classification officielle des maladies, un diagnostic de dépendance est établi lorsqu'une personne répond à trois des six critères. Vous trouverez ci-après une série de questions qui correspondent directement aux composantes du syndrome de dépendance de l'ICD-10, ainsi que les directives concernant le pointage. Vous pouvez vous en servir pour évaluer si une personne présente des risques de dépendance, mais seul un professionnel de la santé dûment qualifié est en mesure d'établir un diagnostic de dépendance. La dépendance à une ou plusieurs substances est un signe que la personne a un problème relié à l'usage d'alcool ou d'autres drogues. L'ICD-10 permet d'évaluer la dépen-

136.

dance à une variété de substances. Vous pouvez, par exemple, remplacer le mot «substance» par les mots «alcool», «somnifère» «cannabis», etc. Posez les 11 questions pour chaque substance que vous désirez examiner.

I C D - 1 0

Au cours des 12 derniers mois :

1. Besoin urgent de consommer
1. Avez-vous ressenti un besoin urgent ou un désir intense de consommer la substance (p. ex. alcool, somnifère, cannabis)?

2. Difficulté à maîtriser sa consommation
2a Avez-vous utilisé la substance même si vous aviez décidé de ne pas en prendre?

2b Avez-vous utilisé la substance en plus grande quantité ou plus longtemps que vous aviez décidé de le faire?

2c Avez-vous déjà essayé de réduire ou de cesser votre consommation sans pouvoir y arriver?

3. Sevrage physiologique OU usage pour soulager les symptômes de sevrage
3a Avez-vous déjà eu un malaise ou des tremblements lorsque vous avez réduit votre consommation ou cessé de prendre la substance?

3b Avez-vous déjà consommé la substance pour soulager ses effets résiduels désagréables?

4. Tolérance
4. Avez-vous remarqué que la quantité de produit habituellement consommée avait beaucoup moins d'effets qu'auparavant?

5. Perte progressive d'intérêt envers d'autres activités au profit de la consommation
5a Avez-vous abandonné ou négligé certains plaisirs ou intérêts pour pouvoir consommer la substance plus souvent?

5b Passez-vous beaucoup de temps à consommer la substance, vous remettre de ses effets désagréables ou tenter d'en obtenir davantage?

I C D - 1 0 *suite ...*

....

6. Usage continu malgré les effets physiques et mentaux désagréables
6a Continuez-vous de prendre la substance même si elle a causé ou aggravé un problème de santé?
6b Continuez-vous de prendre la substance même si elle vous rend déprimée, indifférente ou méfiante?

Source : Paglia (1995)

Pointage de l'ICD-10

Le pointage est déterminé de la manière suivante, en donnant un point pour chaque «oui» obtenu :

critère 1	oui = 1
critère 2	oui à 2a ou 2b ou 2c = 1
critère 3	oui à 3a ou 3b = 1
critère 4	oui = 1
critère 5	oui à 5a ou 5b = 1
critère 6	oui à 6a ou 6b = 1

Le plus faible pointage possible est de 0 et le plus élevé de 6. Un pointage total de *3 ou plus* indique que la personne pourrait être dépendante de la substance en question.

BIBLIOGRAPHIE

ASHLEY, Mary Jane, Roberta FERRENCE, Robin ROOM, Eric SINGLE, Susan BONDY et Jürgen REHM. «Moderate Drinking and Health: Implications of Recent Evidence for Clinical Practice», *Canadian Family Physician*, en cours d'impression.

BECKMAN, Linda J. «Treatment Needs of Women With Alcohol Problems» dans *Alcohol Health and Research World,* 1994, vol. 18, n° 3, p. 206 à 211.

BECKMAN, Linda J. «Treatment Needs of Women Alcoholics» dans *Alcoholism Treatment Quarterly,* 1984, vol. 1, n° 2, p. 101 à 114.

BECKMAN, Linda J. et Katherine M. KOCEL. «The Treatment-Delivery System and Alcohol Abuse in Women: Social policy implications» dans *Journal of Social Issues,* 1982, vol. 38, n° 2, p. 139 à 151.

BLUME, Sheila B. «Women and Addictive Disorders» dans *American Society of Addiction Medicine*, 1994, p. 1 à 16.

BLUME, Sheila B. «Alcohol and other drug problems in women» dans *Substance Abuse: A Comprehensive Textbook*, Joyce H. Lowinson, Pedro Ruiz, Robert B. Millman et John G. Langrod (éd.), Baltimore, Williams & Wilkins, 1992, p. 794 à 807.

BLUME, Sheila B. et Marcia RUSSELL. *Questionnaire sur la santé des femmes et leur consommation d'alcool ou d'autres drogues*, communication personnelle.

BULLOCK, Doug. «The physically disabled substance abuser» dans *Alcohol and Drug Problems: A Practical Guide for Counsellors*, Betty-Anne M. Howard, Susan Harrison, Virginia Carver et Lynn Lightfoot (éd.), Toronto, Fondation de la recherche sur la toxicomanie, 1993, p. 219 à 228.

CENTER FOR SUBSTANCE ABUSE TREATMENT. *Practical Approaches in the Treatment of Women who Abuse Alcohol and Other Drugs*, Rockville (MD), U.S. Department of Health and Human Services, 275 p.

FINKELSTEIN, Norma, Sally Anne DUNCAN, Laura DERMAN et Janet SMELTZ. *Getting Sober, Getting Well: A Treatment Guide for Caregivers who Work with Women*, Cambridge (MA), Women's Alcoholism Program of CAS-PAR, 1990, xiii, 632 p.

FONDATION DE LA RECHERCHE SUR LA TOXICOMANIE. *Traitement des problèmes liés à l'usage d'alcool et de drogues en Ontario : Guide pour les professionnels aidants,*Toronto, Fondation de la recherche sur la toxicomanie, 1994, v, 44 p.

FONDATION DE LA RECHERCHE SUR LA TOXICOMANIE. *Trousse éducative LIEN — Violence contre les femmes et les enfants dans les relations et l'usage d'alcool et de drogues : En quête de solutions*, Toronto, Fondation de la recherche sur la toxicomanie, 1995.

FONDATION DE LA RECHERCHE SUR LA TOXICOMANIE et SANTÉ CANADA. *Youth & Drugs: An Educational Package for Professionals*, Ottawa, Approvisionnements et Services Canada, 1991.

GALBRAITH, Susan. «Women and legal drugs» dans *Alcohol and Drugs are Women's Issues: A Review of the Issues* (vol. 1), Paula Roth (éd.), Metuchen (NJ), Women's Action Alliance and Scarecrow Press, 1991, p. 150 à 154.

HARRIS, Nanci. *Women's Use and Misuse of Alcohol and Other Drugs: Understanding the Issues*, exposé donné en mai 1994.

HARRISON, Susan. «Working with women» dans *Alcohol and Drug Problems: A Practical Guide for Counsellors*, Betty-Anne M. Howard, Susan Harrison, Virginia Carver et Lynn Lightfoot (éd.), Toronto, Fondation de la recherche sur la toxicomanie, 1993, p. 195 à 218.

INFANT MENTAL HEALTH PROMOTION PROJECT et METRO TORONTO ADDICTION TREATMENT SERVICES COMMITTEE. *Pregnancy and Alcohol/Drug Use: A Professional's Guide to Identification and Care of Mother and Infant*, dépliant, sans date.

MILLER, William R. et Stephen ROLLNICK. *Motivational Interviewing: Preparing People to Change Addictive Behavior*, New York, Guilford, 1991, xvii, 348 p.

MINISTÈRE DE LA SANTÉ DE L'ONTARIO. *Plan de traitement des problèmes d'alcool et de drogue en Ontario*, Toronto, Ministère de la Santé de l'Ontario, 1988, 62 p.

PAGLIA, Angela. *Alcohol, Tobacco, and Drugs: Dependence, Problems, and Consequences of Use*, rapport du *Sondage d'opinion sur l'alcool et les autres drogues en Ontario* (1994), Toronto, Fondation de la recherche sur la toxicomanie, 1995, document n° 121.

PROCHASKA, James O., John C. NORCROSS et Carlo C. DiCLEMENTE. *Changing for Good*, New York, William Morrow, 1994, 304 p.

REED, Beth Glover. «Linkages: Battering, sexual assault, incest, child sexual abuse, teen prenancy, dropping out of school and the alcohol and drug connection» dans *Alcohol and Drugs are Women's Issues: A Review of the Issues* (vol. 1), Paula Roth (éd.), Metuchen (NJ), Women's Action Alliance and Scarecrow Press, 1991, p. 130 à 149.

140.

REED, Beth Glover. «Drug Misuse and Dependency in Women: The Meaning and Implications of Being Considered a Special Population or Minority Group» dans *The International Journal of the Addictions,* 1985, vol. 20, n° 1, p. 13 à 62.

RUSSELL, Marcia, Susan S. MARTIER, Robert J. SOKOL, Pamela MUDAR, Sidney BOTTOMS, Sandra JACOBSON et Joseph JACOBSON. «Screening for Pregnancy Risk-Drinking», *Alcoholism: Clinical and Experimental Research,* 1994, vol. 18, n° 5, p. 1156 à 1161.

SANCHEZ-CRAIG, Martha. *C'est assez! Comment arrêter de boire ou réduire votre consommation,* Toronto, Fondation de la recherche sur la toxicomanie, 1995, 82 p.

141.

Femmes et bien-être

PROMOTION DE LA SANTÉ

Comment définit-on la promotion de la santé?

L'Organisation mondiale de la santé (OMS) définit comme suit la promotion de la santé : donner à chacun les moyens de maîtriser sa santé et de l'améliorer. [OMS, 1986]

Conformément à cette définition, il s'agit donc d'encourager la bonne santé plutôt que de dispenser des traitements. C'est une approche holistique de la santé qui comprend des stratégies de prévention, mais ne s'y limite pas.

Le principe de base de la promotion de la santé est que l'état de santé d'une personne est influencé par trois facteurs importants :
- l'environnement;
- le mode de vie;
- les caractéristiques personnelles (c.-à-d. les caractéristiques physiques et les traits de personnalité innés d'une femme ou acquis au fil des ans).

La promotion de la santé profite à tout le monde, que l'on soit en bonne santé ou que l'on ait des problèmes de santé (p. ex. des problèmes liés à l'alcool ou à d'autres drogues).

La promotion de la santé vise trois principaux objectifs :
- améliorer la santé — en assurant une vitalité accrue et une meilleure santé à toute la population;
- écarter les risques — en veillant à ce que les personnes dont la santé n'est pas menacée ne deviennent pas malades;

143.

- réduire les risques — en modifiant l'environnement, les comportements ou les prédispositions particulières qui peuvent entraîner des problèmes de santé.

À titre d'intervenant ou d'intervenante auprès des femmes, vous aurez probablement l'occasion d'utiliser des stratégies de promotion de la santé avec des clientes, individuellement ou en groupe. De plus, vous participerez peut-être à des projets locaux de promotion de la santé mis sur pied par un centre de santé communautaire, un bureau de santé publique ou un service gouvernemental.

Application des stratégies de promotion de la santé
Les cinq stratégies de promotion de la santé présentées ci-après peuvent vous être utiles dans vos démarches auprès des personnes de votre collectivité ou de votre milieu de travail. Ces stratégies ont des traits en commun et devraient être combinées les unes aux autres pour un maximum d'efficacité.

Défense des intérêts
Des particuliers ou des groupes peuvent faire pression auprès des personnes au pouvoir (à l'échelon municipal, provincial ou fédéral) pour faire valoir des questions qui leur tiennent à coeur. Vous pouvez par exemple :

- revendiquer des milieux de vie plus sains, des politiques gouvernementales qui favorisent la bonne santé et un meilleur accès aux services de santé;

- encourager les femmes intéressées à intervenir en vue d'instaurer un changement social (concernant, par exemple, les politiques sur l'égalité des sexes, la justice sociale, la publicité sur le tabac ou l'alcool à l'intention des femmes, la représentation de la femme dans les médias, l'accès aux soins de santé ou aux services de garde d'enfants, la pauvreté, la sécurité personnelle, le trafic de drogue dans certains quartiers, etc.);

- renseigner les femmes sur les groupes qui partagent leurs intérêts ou les interventions communautaires et les manifestations mises sur pied pour défendre ces intérêts.

Développement communautaire

Cette stratégie permet aux collectivités de mieux comprendre et de maîtriser les obstacles à l'amélioration de la santé. Vous pouvez par exemple :

- réunir un groupe de femmes qui travailleront à un projet commun (p. ex. un jardin ou une cuisine communautaire, la surveillance de quartier); ce genre d'initiative contribue à valoriser les femmes, leur fournit un réseau de soutien social et leur donne un sentiment d'efficacité et d'accomplissement.

Soutien social

Les relations sociales gratifiantes et les réseaux de soutien social sont d'importants facteurs qui aident les femmes à composer avec le stress et leur sentiment d'isolement. Vous pouvez par exemple :

- réunir des femmes qui ont des intérêts ou expériences similaires;
- informer les clientes au sujet des groupes de soutien, d'entraide et d'intérêt ou les clubs qui pourraient les intéresser dans votre collectivité.

Éducation sur la santé

Cette stratégie vise l'acquisition de connaissances et de techniques nécessaires pour aborder diverses questions de santé. Vous pouvez par exemple :

- fournir aux femmes l'information dont elles ont besoin pour prendre des décisions éclairées concernant leur santé, la consommation d'alcool ou d'autres drogues, les solutions de rechange, etc.;
- donner de l'information aux femmes à l'aide de brochures ou dépliants, de cassettes vidéo ou audio et dans le cadre d'ateliers sur la santé, ou encore diriger les femmes vers d'autres organismes qui peuvent leur fournir des renseignements plus détaillés.

Marketing social

Par l'intermédiaire du marketing, il s'agit ici de transmettre un message ou une idée qui sensibilisera la population à une question d'intérêt ou modifiera les attitudes à l'égard d'un comportement donné. Vous pouvez par exemple :

- vous joindre à un groupe d'intervention communautaire (comme le comité local de la semaine de sensibilisation aux drogues) et inciter les membres à aborder les questions qui touchent particulièrement les femmes;
- afficher de l'information dans votre milieu de travail sur les questions, groupes communautaires et services qui concernent la toxicomanie et le vécu des femmes.

145.

La promotion de la santé ne se limite pas à la modification de ses habitudes personnelles, mais englobe également la modification des attitudes de la société et de l'environnement social dans lequel nous vivons.

- Il est justifié de recommander à une femme de prendre des médicaments uniquement lorsqu'elle en a besoin, mais elle sera plus portée à suivre vos directives si son médecin et la publicité sur les médicaments lui transmettent le même message et si elle a des solutions de rechange réalistes.

Les femmes n'ont pas toutes les mêmes choix devant elles.

- Un nombre infini de facteurs peuvent influencer ou limiter les choix qui s'offrent à une femme.
- Les femmes n'ont pas toutes les mêmes moyens financiers, mécanismes de soutien social, origines culturelles et ainsi de suite. Ainsi, une femme n'est pas nécessairement en mesure de faire des activités coûteuses, d'avoir du temps pour elle-même, de faire garder ses enfants, d'acheter des aliments sains, de cuisiner des repas santé ou de s'affirmer si elle risque d'en subir de graves conséquences (p. ex. son conjoint pourrait l'agresser ou la quitter, son employeur pourrait la congédier).

Il est important de considérer ces questions avant d'encourager une femme à adopter des habitudes plus saines. Sinon, les conseils que vous lui donnerez pourraient ajouter à son fardeau déjà lourd à porter.

SOLUTIONS SAINES À L'USAGE PROBLÉMATIQUE D'ALCOOL OU D'AUTRES DROGUES

Les intervenants peuvent appuyer les clientes dans leur démarche en leur fournissant de l'information et des suggestions sur l'adoption d'un mode de vie sain. Ils peuvent entre autres leur faire découvrir des façons saines de composer avec leurs problèmes, sans prendre d'alcool ou de drogue. Il s'agit d'explorer une combinaison d'activités ou d'approches qui permettront à l'intéressée de prendre sa vie en main et d'améliorer sa santé et son bien-être général. Plus la cliente dispose de stratégies d'adaptation, mieux elle s'en portera.

146.

Il est important de déterminer, en compagnie de chaque femme, les types d'activités qui l'ont déjà aidée à se détendre ou à se valoriser, ou qu'elle aimerait essayer à cette étape de son cheminement. Mais le plus important, c'est que la cliente ait du plaisir à faire une activité, sans rechercher la perfection.

Une femme doit arriver à un juste équilibre dans toutes les activités qu'elle entreprend. Tout comme l'usage d'alcool et d'autres drogues, les solutions de rechange peuvent entraîner des comportements compulsifs. Au lieu d'affronter les vrais problèmes, une femme risque de s'étourdir en accordant trop d'attention à ses activités et à des détails. Elle peut, par exemple, tenir mordicus à faire de l'exercice chaque jour, même si elle a des tâches plus importantes à accomplir ou qu'elle a plutôt envie de faire une promenade, lire un bon livre ou se reposer.

Suggestions d'ordre pratique pour les femmes

Une femme qui tient à rester en bonne santé physique, mentale, affective et spirituelle doit absolument prendre soin d'elle-même. Elle doit apporter des changements de façon graduelle pour qu'elle ne se sente pas accaparée au point de reprendre ses mauvaises habitudes ou de se laisser abattre parce qu'elle n'a pas réussi à atteindre ses objectifs.

Voici des suggestions qui peuvent aider une femme à améliorer son état de santé général et à se sentir mieux dans sa peau. En tant qu'intervenant ou intervenante, vous êtes en mesure de l'aider à établir des objectifs réalistes (allez-y petit à petit) et de l'épauler dans ses efforts pour les réaliser.

Combler ses propres besoins.
- Accorder autant d'importance à ses propres besoins qu'à ceux des autres — une femme qui prend le temps de s'occuper d'elle se sent plus forte.

Accepter le fait que le stress est une réaction naturelle aux événements de la vie quotidienne.
- Le stress est la réaction normale de l'organisme face au changement; plus les changements sont nombreux, plus le stress est intense.
- La réaction au changement (facteur de stress) peut être positive (adaptation) ou négative (inadaptation).
- Il est important d'acquérir des techniques efficaces d'adaptation ou

147.

de gestion du stress qui correspondent à ses caractéristiques indi-
viduelles et à son mode de vie.

S'affirmer davantage — s'il n'est pas dangereux de le faire.
- Exprimer son opinion et choisir les activités qui lui plaisent.
- Refuser de faire des choses lorsqu'elle n'en a pas envie ou n'a pas le temps; une femme aura peut-être de la difficulté à changer son com-
portement, mais si elle commence par refuser de faire des choses sans grande importance, elle prendra confiance en elle et pourra dire «non» à des demandes plus exigeantes.
- Poser des questions à son médecin et participer activement au choix du traitement ou des soins qu'elle recevra.

Agrandir son réseau de soutien.
- Garder contact avec les personnes de son entourage; téléphoner à une amie, parler aux voisins.
- Passer du temps en compagnie des personnes qu'elle aime et en qui elle a confiance.
- Se joindre à un groupe d'intérêt ou participer à des ateliers commu-
nautaires (beaucoup d'entre eux sont gratuits).

Adopter de bonnes habitudes alimentaires.
- Manger des repas réguliers et bien équilibrés :
  - manger beaucoup de fruits et de légumes frais, ainsi que des aliments à grains entiers (pain, riz, pâtes);
  - éviter le gras en choisissant de la viande, de la volaille ou du poisson maigre, ainsi que des produits laitiers faibles en gras;
  - réduire sa consommation de sucre, de sel et de caféine.
- Obtenir de l'information et du counseling sur la nutrition auprès d'un hôpital local (le coût est couvert par les régimes provinciaux d'as-
surance-santé) ou d'un autre centre de santé.

S'adonner à des activités récréatives.
- Choisir des activités saines comme écouter de la musique, nager, faire une promenade, chanter, faire du bénévolat, pratiquer un sport, sortir le chien, jardiner, cuisiner, lire, peindre, tisser, tricoter, regarder la télévision, jouer aux cartes ou à un autre jeu, aller à la bibliothèque ou prendre un bain moussant.
- Se trouver de nouveaux passe-temps et intérêts.

148.

S'impliquer dans la collectivité.

Faire de l'exercice régulier.
- Augmenter son niveau d'activité et de satisfaction personnelle.
- Se fixer des objectifs raisonnables au moment de commencer un programme d'exercice; une femme doit choisir des activités qu'elle aime en fonction du temps dont elle dispose et de la facilité avec laquelle elle peut faire une activité.
- Choisir un endroit pratique qui convient à ses moyens — à la maison (seule ou à l'aide d'une cassette vidéo), dans un centre communautaire ou au YMCA/YWCA (possibilité de frais d'adhésion réduits).
- Promener le chien ou jardiner sont aussi de bonnes façons de faire de l'exercice.

Prendre le temps de souffler.
- Se détendre (p. ex. au bureau ou dans l'autobus), fermer les yeux et s'imaginer dans un endroit paisible et agréable.
- Faire une promenade, aller voir un film, bavarder avec une amie, écouter de la musique, rire un bon coup ou ne rien faire du tout.

Appliquer des techniques de relaxation.
- Prendre quelques minutes pour s'étirer, respirer profondément, visualiser des images positives, marcher, ou faire des séances prolongées et régulières de yoga, de méditation, de relaxation musculaire ou de massage.
- Pratiquer la respiration lente et profonde : se mettre à l'aise, inhaler lentement et profondément par le nez, retenir sa respiration pendant quelques secondes, puis expirer lentement. Répéter cette séquence trois ou quatre fois par séance. Il est recommandé de pratiquer cet exercice plusieurs fois par jour ou lorsqu'on ressent un niveau de stress trop intense.
- Pratiquer la relaxation musculaire progressive : en commençant par le haut du corps, contracter un muscle pendant cinq à 10 secondes et noter la sensation; relâcher ensuite la tension pendant environ 20 secondes et savourer la sensation de détente. Répéter l'exercice en contractant et en relâchant un muscle ou groupe de muscles à la fois, et ce, de la tête aux pieds.
- Écouter des cassettes de relaxation.

149.

Tenir un journal personnel.
  • Noter ses pensées et ses sentiments.

Créer un horaire qui permet de planifier les choses à faire et d'assurer un suivi de ses rendez-vous.

Prendre le temps de dormir et de se reposer.

Entretenir de bonnes relations professionnelles avec son médecin ou un autre professionnel de la santé.
  • Trouver un médecin avec lequel on peut parler ouvertement et discuter des choix possibles.
  • Une femme doit pouvoir traiter d'égal à égal avec son médecin et participer au choix des soins qu'elle recevra. Elle est en droit de mettre en doute le diagnostic ou les solutions suggérées (médicaments, intervention chirurgicale) et d'aller consulter un autre médecin si elle le juge nécessaire.

Passer des examens réguliers chez le médecin et le dentiste.

Consulter un intervenant ou une intervenante.

Solutions de rechange aux médicaments non essentiels

Beaucoup de gens, en particulier les femmes, prennent divers médicaments parce qu'ils ne sont pas au courant des solutions non médicamenteuses à leurs malaises. Pourtant, il est possible de réduire ou d'éliminer certains symptômes désagréables (p. ex. insomnie, anxiété, fatigue) sans avoir recours aux médicaments.

Certains médecins suggèrent ou prescrivent des médicaments même si les solutions non médicamenteuses offrent les avantages suivants :
  • elles sont plus saines;
  • elles sont aussi efficaces pour soulager les symptômes;
  • elles renforcent les mécanismes d'adaptation positifs;
  • elles enseignent aux femmes comment venir à bout des symptômes au lieu de simplement les masquer;
  • elles n'ont aucun effet secondaire;
  • elles ne comportent aucun risque de dépendance.

Plusieurs femmes préfèrent d'ailleurs les médecines douces comme le massage, la chiropractie et l'acupuncture car elles les jugent plus bénéfiques. Avant de choisir une thérapie particulière ou une source d'aide, une femme devrait d'abord :

- s'informer sur les avantages et les inconvénients potentiels de chaque démarche;
- vérifier si le thérapeute est titulaire d'un permis;
- obtenir une recommandation (d'une amie, d'un médecin, etc.).

EXEMPLES DE SOLUTIONS DE RECHANGE

Pour les troubles du sommeil :
- prendre l'air et faire de l'exercice pendant la journée
- diminuer sa consommation de caféine (café, thé, boissons au cola, chocolat) durant la journée et éviter d'en prendre le soir; boire plutôt du lait chaud, de l'eau chaude ou de la tisane sans caféine
- éviter de fumer avant de se coucher
- prendre un bain tiède
- faire des exercices de relaxation
- lire un livre ou un magazine — on recommande aux femmes d'éviter les lectures qui risquent de les perturber ou de leur faire peur
- si ses pensées empêchent une femme de dormir, elle devrait les écrire sur un bout de papier et les mettre de côté jusqu'au lendemain

Pour l'anxiété et le stress :
- comprendre qu'il est tout à fait normal de ressentir un certain degré d'anxiété ou de stress
- obtenir du counseling et du soutien en discutant, par exemple, avec un membre de la famille, une amie ou une autre personne de confiance
- dire «non» lorsqu'on n'a pas envie de faire une chose
- combler ses propres besoins d'abord au lieu de répondre constamment aux besoins de autres
- faire de l'exercice
- se détendre en lisant un bon livre ou en écoutant de la musique apaisante

DÉCLARATION DES DROITS ET DES OBLIGATIONS DES FEMMES EN MATIÈRE DE SANTÉ

1. J'ai le droit d'être traitée comme un être humain à part entière.
2. J'ai le droit d'être écoutée et d'être prise au sérieux lorsque je parle de mes problèmes.
3. J'ai le droit d'obtenir des explications dans ma langue maternelle (à l'aide d'un interprète si nécessaire) au sujet de toute question se rapportant à ma santé.
4. J'ai le droit de connaître mes choix si je dois me faire traiter pour un problème de santé et de me faire expliquer clairement les effets secondaires des médicaments ou des traitements chirurgicaux que je reçois.
5. J'ai le droit de choisir le type de traitement que je préfère parmi les options que m'offre mon médecin.
6. J'ai le droit de refuser que les événements normaux de ma vie, comme la grossesse et la ménopause, soient considérés comme des maladies exigeant un traitement.
7. J'ai le droit de choisir des thérapies naturelles et je n'ai pas à me faire ridiculiser si le je fais.
8. J'ai le droit de consulter un autre médecin si je dois subir une intervention chirurgicale ou prendre une décision importante qui touche ma santé.
9. J'ai le droit de refuser de prendre un médicament ou de subir une intervention chirurgicale.
10. J'ai l'obligation d'apprendre à connaître mon corps et la façon dont il fonctionne.
11. J'ai l'obligation d'en apprendre le plus possible sur mes problèmes de santé pour être en mesure de prendre des décisions éclairées.
12. J'ai l'obligation de surveiller mon alimentation, de réduire mon niveau de stress, de faire de l'exercice et de me détendre régulièrement.
13. J'ai l'obligation de ne pas forcer mon médecin à me prescrire des médicaments dont je n'ai pas besoin.
14. J'ai l'obligation de préparer d'avance les questions que je veux poser à mon médecin et de prévoir mes rendez-vous pour avoir le temps d'en discuter.
15. J'ai l'obligation suprême de prendre soin de ma santé et de considérer mon médecin comme une ressource et non comme une autorité.

Source : DeMarco (1995)

BIBLIOGRAPHIE

ACTION ON WOMEN'S ADDICTIONS — RESEARCH & EDUCATION (AWARE). *Making Connections: A Booklet about Women and Prescription Drugs and Alcohol*, Kingston (Ontario), AWARE, 1995, 34 p.

DeMARCO, Carolyn. *Take Charge of Your Body: A Woman's Guide to Health*, édition revue et corrigée, Winlaw (C.-B.), Well Woman, 1995.

FINKELSTEIN, Norma, Sally Anne DUNCAN, Laura DERMAN et Janet SMELTZ. *Getting Sober, Getting Well: A Treatment Guide for Caregivers who Work with Women*, Cambridge (MA), Women's Alcoholism Program of CASPAR, 1990, xiii, 632 p.

SANTÉ CANADA. *La santé cardio-vasculaire pour tous : la mobilisation communautaire*, Ottawa, Approvisionnements et Services, 1992, 24 p.

MINISTÈRE DE LA SANTÉ DE L'ONTARIO. *Action : Guide de planification de la promotion de la santé communautaire*, Toronto, Imprimeur de la Reine pour l'Ontario, 1991, vi, 20 p.

CONSEIL DU PREMIER MINISTRE SUR LA SANTÉ, LE BIEN-ÊTRE ET LA JUSTICE SOCIALE. *Prendre soin de la santé*, Toronto, Imprimeur de la Reine pour l'Ontario, 1993, 24 p.

Renseignements sur l'alcool et les autres drogues

L'ALCOOL

Catégorie de drogue : sédatif hypnotique

Vue d'ensemble

L'alcool est rarement considéré comme une drogue, surtout parce qu'il fait partie des rituels religieux et sociaux d'un grand nombre de pays. Pourtant, l'alcool est une drogue et l'abus d'alcool constitue l'un des problèmes les plus sérieux de notre société moderne.

L'alcool utilisé dans la préparation des boissons (nom scientifique : alcool éthylique ou éthanol) est obtenu par fermentation ou distillation de fruits, de légumes ou de grains. L'alcool éthylique est un liquide clair et incolore. La coloration des boissons alcoolisées provient de diluants, d'additifs et de sous-produits de la fermentation.

En Ontario, la bière fermentée renferme environ 5 pour 100 d'alcool et la bière à faible teneur en alcool en contient 3,5 pour 100. La plupart des vins fermentés renferment de 10 à 14 pour 100 d'alcool; cependant, les vins fortifiés comme le sherry, le porto et le vermouth en contiennent entre 14 et 20 pour 100.

Les spiritueux distillés (le whisky, la vodka, le rhum, le gin, etc.) sont d'abord fermentés, puis distillés pour augmenter la teneur en alcool. Au Canada, la concentration d'alcool des spiritueux s'élève à 40 pour 100. Certaines liqueurs en contiennent davantage.

Les effets de l'alcool varient selon la quantité absorbée lors d'une même occasion, et non selon le type de boisson alcoolisée.

Comment agit l'alcool

L'alcool est rapidement absorbé dans le sang à partir de l'intestin grêle, et plus lentement au niveau de l'estomac et du gros intestin. L'alcool ralentit l'activité dans certaines parties du cerveau et de la moelle épinière, proportionnellement à sa concentration dans le sang. Le taux d'alcool dans le sang, aussi appelé alcoolémie, varie selon :
- la quantité d'alcool absorbée pendant une période donnée;
- la taille, le poids, la constitution, le sexe et le métabolisme du buveur;
- le type et la quantité d'aliments dans l'estomac.

Cependant, une fois l'alcool présent dans la circulation sanguine, aucun aliment ou boisson ne peut retarder ou empêcher ses effets. Le sucre contenu dans les fruits peut, dans certains cas, raccourcir la durée des effets de l'alcool en accélérant son élimination dans le sang.

Chez un adulte de taille moyenne, le taux d'élimination est d'environ 8,5 g d'alcool à l'heure (c'est-à-dire à peu près les deux tiers d'une bière ordinaire ou 30 mL de spiritueux). Toutefois, divers éléments comme la quantité habituelle absorbée, la constitution, le sexe, la taille du foie et les facteurs génétiques peuvent modifier énormément le taux d'élimination d'une personne.

Effets

Les effets d'une drogue, quelle qu'elle soit, varient selon plusieurs facteurs :
- la quantité absorbée;
- l'expérience de l'usager avec cette drogue;
- le mode d'administration;
- les circonstances entourant l'administration (le lieu, la stabilité psychologique et affective de l'usager, la présence d'autres personnes, l'absorption simultanée d'autres drogues, etc.).

Les effets de l'alcool dépendent de la quantité d'alcool présente dans le sang. Dans le tableau ci-dessous, la colonne de gauche décrit la concentration d'alcool en milligrammes par décilitre de sang. (Par exemple, une personne de taille moyenne qui a consommé deux verres dans un court laps de temps peut élever son alcoolémie à 50 mg/dL). La colonne de droite démontre les effets habituels de diverses quantités sur les personnes normales, qui n'ont développé aucune accoutumance à l'alcool.

156.

Effets de l'alcoolémie (mg/dL)

50   Ivresse légère
Bouffées de chaleur, rougeurs, altération du jugement, perte d'inhibitions

100   Ivresse notable chez la plupart des gens
Facultés de plus en plus affaiblies (jugement, attention et maîtrise de soi), coordination et motricité réduites, ralentissement des réflexes

150   Ivresse notable chez toutes les personnes normales
Démarche titubante et autres troubles de coordination, troubles d'élocution, dédoublement de la vision, pertes de mémoire et confusion

250   Ivresse extrême ou état d'hébétude
Ralentissement prononcé des réflexes, incapacité à rester debout, vomissements, incontinence et somnolence

350   Coma
Perte de connaissance, réflexes réduits au minimum, incontinence, abaissement de la température du corps, respiration difficile, chute de la tension artérielle, peau moite et froide

500   Décès probable

L'ingestion de grandes quantités d'alcool en un court laps de temps se solde généralement par une «gueule de bois» (maux de tête, nausée, tremblements et parfois vomissements) 8 à 12 heures plus tard. La gueule de bois découle, d'une part, d'un empoisonnement par l'alcool et d'autres composantes de la boisson consommée et, d'autre part, de la réaction de l'organisme au sevrage de l'alcool. Bien qu'il existe des dizaines de remèdes maison pour chasser la gueule de bois, aucune méthode n'a été reconnue efficace jusqu'à maintenant.

L'absorption simultanée d'alcool et d'autres drogues peut intensifier dangereusement les effets de ces drogues. D'ailleurs, beaucoup de décès accidentels sont attribués à l'usage combiné d'alcool et d'autres drogues. Il n'est pas recommandé de consommer de l'alcool avec du cannabis, des tranquillisants, des barbituriques et autres somnifères et des antihistaminiques

157.

(contenus dans les remèdes contre le rhume, la toux et les allergies). Même une quantité minime d'alcool conjuguée à l'une ou l'autre de ces drogues risque d'affaiblir sérieusement les facultés d'une personne, comme la capacité de conduire une automobile.

Les effets à long terme de l'alcool apparaissent après un usage répété et prolongé pouvant s'échelonner sur plusieurs mois ou années. L'alcoolisme chronique entraîne une foule de séquelles physiques et psychologiques graves, voire mortelles.

Certaines conséquences négatives sont primaires, c'est-à-dire directement liées à l'usage prolongé des substances toxiques contenues dans l'alcool, comme les troubles cardiaques, les maladies du foie et de l'estomac. Les effets secondaires, tels que la perte de l'appétit, les carences vitaminiques, les infections, l'impuissance sexuelle et les irrégularités menstruelles, sont indirectement reliés à l'alcoolisme chronique.

Le risque de maladies graves augmente en fonction de la quantité d'alcool absorbée. Le taux de mortalité précoce est beaucoup plus élevé chez les buveurs invétérés que chez les buveurs modérés ou les abstinents. Les gros buveurs sont généralement plus sujets aux maladies du coeur et du foie, à la pneumonie, à certains types de cancer, à l'intoxication aiguë par l'alcool, aux accidents, aux homicides et aux suicides. La consommation d'alcool n'est jamais considérée sans danger.

Selon les données de Statistique Canada, 2 828 décès étaient directement attribuables à l'alcool en 1988. Qui plus est, on estimait à 13 870 (cinq fois plus) le nombre de décès causés indirectement par l'alcool.

Accoutumance et dépendance

Les personnes qui consomment régulièrement de l'alcool développent une accoutumance aux effets désagréables de l'alcool, et peuvent boire davantage avant de ressentir ces effets. Pourtant, bon nombre de buveurs réguliers ne paraissent pas ivres même s'ils augmentent leur consommation d'alcool. Ils continuent à travailler et à socialiser de façon normale et la détérioration de leur état de santé peut passer inaperçue jusqu'à l'apparition de graves troubles physiques. On peut parfois diagnostiquer un problème d'alcool lorsque le buveur est hospitalisé pour une autre raison et qu'il éprouve soudainement des symptômes de sevrage.

La dépendance psychologique peut apparaître à la suite d'un usage quotidien d'alcool, même en quantité modérée. Elle peut également survenir chez les personnes qui consomment de l'alcool dans certaines conditions particulières comme les activités sociales. L'usager a besoin de ressentir les effets psychologiques de l'alcool sans nécessairement s'enivrer. Les buveurs qui présentent une dépendance psychologique à l'alcool sont en proie à l'anxiété, et même à la panique, lorsqu'ils ne peuvent s'en procurer.

La dépendance physique caractérise plutôt le buveur invétéré. Son organisme est habitué à la présence de l'alcool et des symptômes de sevrage se manifestent si la consommation est brusquement interrompue. Ces symptômes vont de l'agitation, l'insomnie, la transpiration et le manque d'appétit aux tremblements, convulsions, et hallucinations. Un décès peut aussi survenir dans les cas graves.

Alcool et grossesse

Les femmes enceintes qui boivent de l'alcool risquent de donner naissance à des enfants atteints du syndrome d'alcoolisme fœtal (SAF). Parmi les manifestations les plus sérieuses du SAF, citons la déficience mentale, les troubles de croissance, les malformations de la tête et du visage, les anomalies des articulations et des membres et les malformations cardiaques. Bien que le risque de donner naissance à un enfant affligé du SAF augmente avec la quantité d'alcool ingérée, la consommation d'alcool n'est jamais sans danger pendant la grossesse.

Qui consomme de l'alcool?

En 1990, un sondage Gallup révélait que 79 pour 100 des adultes canadiens avaient déjà bu de l'alcool au cours de leur vie. Selon un sondage mené en 1989 en Ontario, 83 pour 100 des adultes avaient déjà pris de l'alcool, 55 pour 100 avaient consommé cinq verres ou plus en une même occasion et 10 pour 100 en prenaient quotidiennement.

En 1985, un sondage national mené auprès des jeunes de 12 à 19 ans a démontré que 73 pour 100 d'entre eux avaient absorbé de l'alcool au cours de l'année précédente. Un autre sondage mené en 1989 auprès des élèves ontariens inscrits en 7e, 9e, 11e et 13e année révélait que 66 pour 100 avaient consommé de l'alcool, dont plus de 80 pour 100 des élèves de 11e et 13e années. Plus de 20 pour 100 de tous les élèves ayant déjà pris de l'alcool en consommaient plus d'une fois par semaine. Même si l'âge légal pour acheter ou consommer de l'alcool est de 19 ans en Ontario, il semble que l'usage légal ou illégal d'alcool soit généralement accepté dans notre société.

En 1988-89, la consommation totale d'alcool au Canada s'élevait à 202,9 millions de litres. Ce chiffre correspond à une consommation moyenne annuelle de 9,9 litres d'alcool pour chaque Canadien âgé de plus de 15 ans, soit environ 11 verres par semaine ou un peu moins de deux verres par jour. La bière venait en tête avec 52 pour 100 du volume total, suivie des spiritueux avec 31 pour 100 et du vin, loin derrière, avec 17 pour 100 du volume total.

Ces dernières années, les Canadiens ont affecté approximativement 9,6 milliards de dollars par année à l'achat d'alcool dans les magasins de vente au détail et environ 2,6 milliards de dollars dans les bars et les restaurants.

Il existe une relation directe entre le niveau global de consommation d'une population et le nombre d'alcooliques. Un pays dont le taux de consommation par personne est peu élevé compte une plus petite proportion de grands buveurs, tandis qu'un pays où l'usage d'alcool est plus répandu affiche une proportion plus élevée de maladies et de décès liés à l'alcool.

Selon la majorité des chercheurs, un buveur sur vingt en Amérique du Nord présente un problème de dépendance à l'alcool.

L'alcool et la loi

La législation sur l'alcool relève conjointement des gouvernements fédéral et provinciaux. De plus, de nombreuses lois réglementent la fabrication, la distribution, la publicité, la possession et la consommation de l'alcool.

En Ontario, la *Loi sur les permis de vente d'alcool* régit, en grande partie, la commercialisation et la consommation de l'alcool. Conformément à cette loi, toute personne de moins de 19 ans qui détient, consomme ou achète de l'alcool commet une infraction. Il est aussi illégal de vendre ou de fournir de l'alcool à une personne de moins de 19 ans. Toutefois, cette restriction ne s'applique pas aux parents ou tuteurs qui offrent une boisson alcoolisée à une personne mineure dans une maison privée. Des dispositions similaires à celles de l'Ontario s'appliquent dans la plupart des provinces canadiennes, au Yukon, dans les Territoires du Nord-Ouest et dans beaucoup d'États américains.

En vertu de la loi, il est aussi illégal de vendre ou de fournir de l'alcool à une personne qui semble être sous l'influence de l'alcool.

De plus, tout individu qui vend ou fournit de l'alcool à des tiers, qu'il s'agisse de clients d'un établissement ou d'invités à une soirée, peut être tenu responsable des blessures causées ou subies par un client ou invité en état d'ivresse.

Les lois criminelles du Canada régissent une gamme d'infractions liées à la conduite en état d'ébriété. Il est illégal, par exemple, de conduire un véhicule motorisé, un bateau ou un avion sous l'influence de l'alcool ou d'une autre drogue, quelle qu'en soit la quantité consommée. La façon de conduire, les troubles d'élocution, le manque de coordination et l'odeur de l'alcool sont tous des indices qui peuvent prouver l'affaiblissement des facultés du conducteur.

C'est aussi une infraction criminelle de conduire avec une alcoolémie supérieure à 0,08 pour 100 (ce qui représente plus de 80 mg d'alcool pour chaque 100 mL de sang).

Le *Code criminel* établit des modalités complexes autorisant les policiers à exiger un échantillon d'haleine ou, dans certaines circonstances, une prise de sang de toute personne qui semble sous l'influence de l'alcool. Les personnes qui refusent de se soumettre à cette exigence peuvent faire l'objet d'une accusation, à moins de fournir un motif valable.

Conformément au *Code de la route de l'Ontario*, les policiers peuvent arrêter un conducteur pour vérifier son alcoolémie et émettre une suspension d'une durée de 12 heures si ce taux est supérieur à 0,05 pour 100 (c'est-à-dire plus de 50 mg d'alcool par 100 mL de sang).

Au Canada, la conduite en état d'ébriété est de loin la principale infraction criminelle causant la mort ou des blessures. En 1988, 121 307 Canadiens ont été accusés d'infractions fédérales relatives à la conduite en état d'ébriété : 110 773 pour conduite d'un véhicule motorisé avec des facultés affaiblies, 1 194 pour conduite avec des facultés affaiblies causant des blessures, et 158 pour conduite causant la mort. En outre, 8 786 personnes ont fait l'objet d'une accusation pour avoir refusé ou été incapables de fournir un échantillon d'haleine. Au total, 19 808 Canadiens ont été emprisonnés en 1988-89 à la suite d'une accusation de conduite en état d'ébriété.

Source : Fondation de la recherche sur la toxicomanie (1991).

LES AMPHÉTAMINES

Catégorie de drogue : stimulants du système nerveux central

Vue d'ensemble

Les amphétamines et les drogues qui leur sont apparentées sont des stimulants du système nerveux central (SNC). Leur action ressemble à celle d'une hormone produite naturellement par l'organisme, l'adrénaline.

161.

Les amphétamines les plus connues sont la drogue originale, l'amphétamine elle-même, et d'autres drogues de structure chimique voisine, la méthamphétamine et la dextroamphétamine. Seule cette dernière, vendue sous le nom de Dexédrine, est fabriquée aujourd'hui en toute légalité au Canada. Tout le reste est préparé synthétiquement dans des laboratoires de «sous-sol» clandestins.

L'amphétamine est apparue dans les années 30 comme remède contre la congestion nasale. Plus tard, les trois médicaments mentionnés plus haut se sont avérés efficaces pour traiter des affections telles l'hyperactivité chez les enfants et la narcolepsie (accès incontrôlés de sommeil). Bien que ces drogues aient également été prescrites pour contrôler l'obésité et la dépression, cet usage a été interrompu en raison de la dépendance rapide et dangereuse observée chez les patients.

Les amphétamines ont longtemps été utilisées pour leurs effets stimulants et euphorisants. À l'époque où il était facile de se les procurer au Canada, ce sont les chauffeurs de camions, les étudiants et les athlètes qui en faisaient un usage plus poussé afin de rester éveillés plus longtemps et de prolonger leur endurance.

La méthamphétamine injectable, généralement connue sous le nom de «speed» a été la plus populaire de ces drogues auprès des usagers de la rue, à cause du «high» qui se produit plus rapidement et de façon plus intense que lorsque la drogue est absorbée par voie orale. Il existe maintenant une forme de méthamphétamine fumable appelée «ice».

Ces drogues portent aussi d'autres noms chez les usagers de la rue : «bennies, black beauties, copilots, lid poppers, pep pills et uppers».

L'utilisation non médicale de l'amphétamine a radicalement baissé depuis l'époque où on faisait pratiquement face à une épidémie, soit entre 1950 et 1970. Parallèlement, cependant, on a observé une augmentation appréciable de l'usage d'autres stimulants, comme la cocaïne. De plus, des stimulants apparentés à l'amphétamine — notamment le MDA, le PMA, le TMA et le STP ont fait leur apparition sur le marché. (Voir les sections sur la cocaïne et sur les hallucinogènes.)

Présentation

Les amphétamines illicites se présentent habituellement sous forme de cristaux, de morceaux, de poudre fine ou épaisse de couleur jaunâtre. Elles sont vendues dans des sacs en plastique ou du papier d'aluminium, ou encore en comprimés ou capsules de formes et couleurs variées. La drogue peut être inhalée, fumée, injectée, ou absorbée par voie orale sous forme de comprimés ou de capsules.

Effets

Les effets d'une drogue, quelle qu'elle soit, varient selon plusieurs facteurs :
- la quantité absorbée;
- l'expérience de l'usager avec cette drogue;
- le mode d'administration;
- les circonstances entourant l'administration (le lieu, la stabilité psychologique et affective de l'usager, la présence d'autres personnes et l'absorption simultanée d'alcool ou d'autres drogues, etc.).

Les effets des amphétamines, comme ceux de l'adrénaline, s'exercent non seulement sur le cerveau mais aussi sur le cœur, les poumons et beaucoup d'autres organes. Les effets à court terme sont ceux qui apparaissent rapidement après une dose unique et disparaissent au bout de quelques heures ou de quelques jours.

Pour les doses faibles, habituellement prescrites par les médecins, les effets physiques se présentent comme suit : perte d'appétit, augmentation des rythmes respiratoire et cardiaque, élévation de la tension artérielle, dilatation des pupilles. Les doses plus puissantes peuvent entraîner de la fièvre, de la transpiration, des maux de tête, une vision brouillée et des étourdissements. Les très fortes doses peuvent provoquer des bouffées de chaleur, de la pâleur, une accélération ou une irrégularité du rythme cardiaque, des tremblements, une perte de coordination ou un collapsus. On a signalé des cas de décès attribuables à l'absorption d'amphétamines. Certains décès étaient le résultat d'hémorragies cérébrales, de défaillances cardiaques ou de fièvres très intenses.

À court terme, les effets psychologiques sont les suivants : accroissement de l'énergie et de la vivacité, disparition de la fatigue et sentiment de bien-être. Lorsque la dose augmente, les usagers deviennent bavards, agités et surexcités. Ils peuvent éprouver un sentiment de puissance et de supériorité. Leur comportement devient étrange et répétitif. Beaucoup d'usagers deviennent aussi agressifs et hostiles. Par contre, chez les enfants, ces drogues ont souvent un effet calmant et sont fréquemment prescrites aux enfants hyperactifs.

Les effets à long terme apparaissent après un usage répété et prolongé de la drogue, ce qui entraîne une exagération des effets à court terme. Étant donné que les amphétamines provoquent surtout une perte d'appétit, les usagers chroniques ont généralement tendance à ne pas bien se nourrir et peuvent souffrir de diverses maladies liées aux carences vitaminiques et à la malnutrition. Les adeptes des amphétamines souffrent également d'une faiblesse générale, dorment mal et vivent souvent dans un milieu malsain, toutes des conditions qui favorisent les maladies. Les usagers chroniques peuvent également présenter une psychose induite par les amphétamines, perturbation mentale très analogue à la psychose paranoïde. Il s'agit d'une exagération des effets à court terme des fortes doses, les symptômes disparaissant habituellement dans les quelques jours ou les quelques semaines qui suivent l'interruption de la consommation.

Les usagers chroniques d'amphétamines peuvent se livrer brusquement à des actes de violence irrationnels. En effet, ces gens développent un sentiment d'égocentrisme, une distorsion de la perception et des fantasmes qui leur donnent l'impression d'être menacés ou persécutés par autrui. Le risque d'un tel comportement est probablement accentué par le mode de vie de nombreux usagers.

Selon une étude canadienne, la violence (violence accidentelle, violence infligée à soi-même ou commise par autrui) est la cause principale des décès associés aux amphétamines. La mort violente est au moins quatre fois plus fréquente chez les usagers réguliers d'amphétamines que chez les personnes du même âge et du même sexe qui n'en font pas usage.

Les usagers se tournent parfois vers d'autres drogues pouvant créer une dépendance pour combattre les effets désagréables des amphétamines, soit des dépresseurs tels les barbituriques, l'alcool et les opiacés, pour pouvoir dormir ou pour compenser une surdose. Ils risquent alors de développer une dépendance à ces autres drogues.

L'utilisation de seringues non stériles peut provoquer des infections. Certains usagers se transmettent des maladies infectieuses en utilisant les mêmes seringues. L'hépatite est une maladie courante parmi les personnes qui s'injectent régulièrement des «speed» et le risque de transmission du sida (syndrome d'immunodéficience acquise) de cette manière est élevé.

Les amphétamines impures contiennent souvent des substances qui ne sont pas solubles dans l'eau. Ces particules peuvent pénétrer dans l'organisme et bloquer de petits vaisseaux sanguins ou affaiblir leurs parois. Des lésions rénales, des troubles pulmonaires, des accidents cérébrovasculaires ou des lésions tissulaires peuvent en résulter.

Accoutumance et dépendance

L'usage régulier d'amphétamines provoque une accoutumance à certains effets de la drogue, ce qui oblige l'usager à augmenter les doses pour parvenir aux mêmes résultats. Toutefois, l'accoutumance n'apparaît pas au même rythme pour tous les effets et il est possible de développer une sensibilité accrue à certains effets.

L'usager chronique peut également développer une dépendance psychologique aux amphétamines. Il y a dépendance psychologique quand toute la vie du sujet, tant mentale qu'affective et sociale, est axée sur la drogue qui devient l'objet d'un besoin irrésistible ou d'un désir obsédant. Des expériences ont montré que les animaux, si on leur en donne le choix, actionnent volontiers les pompes qui leur injectent de la cocaïne ou des amphétamines. Si un animal dépendant des amphétamines est privé de la drogue, il fera des efforts considérables pour en obtenir.

Dans le cas de la *dépendance physique*, l'organisme s'adapte à la présence de la drogue et des symptômes de sevrage apparaissent s'il en est privé brusquement. Les symptômes de sevrage les plus courants chez les usagers chroniques d'amphétamines sont l'épuisement, un sommeil long mais perturbé, l'irritabilité, une faim dévorante et un état de dépression qui peut être modéré ou devenir sérieux et conduire au suicide. Des accès de violence sont également possibles. Ces perturbations peuvent être momentanément interrompues par une nouvelle administration de la drogue.

Amphétamines et grossesse

Les effets des amphétamines sur la grossesse et la croissance fœtale chez les humains ont fait l'objet de peu de recherches. Cependant, d'après les résultats d'expériences faites sur les animaux, il semble que l'usage de ces drogues au cours de la grossesse peut avoir des effets néfastes sur le comportement des petits, les rendant, par exemple, particulièrement excitables. On a remarqué, dans plusieurs cas, des symptômes de sevrage chez les nouveaux-nés dont les mères consomment des amphétamines.

Autres stimulants

Ces dernières années, on a observé un usage accru des décongestifs nasaux pour leurs propriétés légèrement stimulantes. On fait souvent passer diverses combinaisons d'éphédrine, de phénylpropanolamine (PPA) et de caféine pour du «speed» vendu en capsules qui ressemblent aux amphétamines fabriquées légalement. À dose suffisamment élevée pour stimuler le système nerveux central, l'usage de ces drogues (surtout lorsqu'elles sont combinées à d'autres) peut s'accompagner d'effets secondaires comme l'élévation de la tension artérielle, l'arythmie cardiaque et l'agitation. Des décès par congestion cérébrale ont été signalés par suite d'absorption de doses massives de ces mélanges ressemblants ou d'un décongestif voisin, le propylhexadrine.

165.

Qui consomme des stimulants

Autrefois, les amphétamines étaient largement utilisées en médecine pour traiter la dépression, l'obésité et diverses autres affections. Au Canada, toutefois, les restrictions imposées par les autorités publiques ont réduit l'usage médical de ces drogues à un nombre réduit d'affections, notamment la maladie de Parkinson, la narcolepsie et les troubles de l'attention (hyperactivité) chez les enfants. D'autres drogues, de structure chimique et d'effets très voisins, mais qui, selon les fabricants, sont différentes des amphétamines, sont plus couramment utilisées pour supprimer l'appétit.

Selon une étude menée en 1989 par la Fondation de la recherche sur la toxicomanie auprès d'élèves ontariens de la 7ᵉ à la 13ᵉ année, 6,5 pour 100 des personnes interrogées avaient eu recours aux stimulants (autres que la cocaïne) pour des raisons non médicales au moins une fois au cours de l'année précédente. Chez les jeunes de 16 à 17 ans, la proportion était supérieure, soit 9 pour 100. On pense que nombre de ces élèves avaient consommé de la caféine, de l'éphédrine et du PPA sous forme «d'imitations» d'amphétamines ou de stimulants en vente libre contenant de la caféine.

Les stimulants et la loi

Les amphétamines sont des drogues contrôlées aux termes de l'Annexe G de la *Loi fédérale sur les aliments et drogues*. On peut les obtenir légalement sur ordonnance seulement. Le diétylpropion (p. ex. Tenuate), drogue de type amphétamine contenue dans les pilules amaigrissantes (coupe-faim), a été classé parmi les drogues contrôlées en 1978 en raison des rapports indiquant un usage abusif croissant. Toutes les drogues de l'Annexe G sont contrôlées au stade de la fabrication et de la distribution. Toute personne reconnue coupable de trafic ou de possession de drogues en vue du trafic commet une infraction qui, en cas de déclaration de culpabilité sur acte d'accusation, peut entraîner une peine maximale de 10 ans d'emprisonnement.

L'éphédrine et le PPA figurent à l'Annexe C de la *Loi fédérale sur les aliments et drogues* et sont vendus sous forme combinée sans ordonnance.

Il est illégal d'obtenir une ordonnance pour des amphétamines ou d'autres drogues contrôlées auprès d'un professionnel de la santé en omettant de l'informer que l'on a reçu, d'un autre praticien, une ordonnance analogue au cours des 30 jours antérieurs. La possession d'amphétamines ou d'autres drogues contrôlées ne constitue pas une infraction.

Source : Fondation de la recherche sur la toxicomanie (1991).

LES ANTIDÉPRESSEURS

Vue d'ensemble

Les antidépresseurs sont utilisés dans le traitement symptomatique de la dépression, une maladie caractérisée entre autres par la tristesse ou la mélancolie. Les symptômes de la dépression incluent les troubles du sommeil et de la concentration, la diminution de l'appétit et de la libido, la perte de l'estime de soi et le découragement. En règle générale, une personne doit manifester plusieurs symptômes avant que son médecin puisse diagnostiquer une dépression aiguë. Ces symptômes sont habituellement présents plus d'une semaine.

L'une des méthodes employées pour traiter la dépression consiste à administrer au client un médicament appelé antidépresseur. On croit entre autres que les antidépresseurs modifient le niveau de certains agents chimiques qu'on retrouve dans le cerveau et qui affectent l'humeur. Avant que les antidépresseurs produisent des effets, toutefois, il peut s'écouler de quelques jours à quatre semaines. On observe alors des signes d'amélioration, notamment une augmentation de l'appétit, un sommeil plus profond et un regain d'énergie. Bien que les antidépresseurs prennent un certain temps à agir, leur taux de succès est élevé. Il importe de prendre les antidépresseurs à intervalle régulier et de ne pas changer le mode d'administration sans consulter au préalable son médecin. Ordinairement, le traitement dure au moins six mois, parfois plus longtemps.

Lorsque des symptômes inhabituels se présentent durant le traitement, on doit en parler à son médecin.

1. Il faut toujours suivre les indications de son médecin lorsqu'on prend ce type de médicament.
2. Il importe de prendre les antidépresseurs de façon assidue en respectant la fréquence des doses. Les antidépresseurs peuvent prendre quelques jours, voire quelques semaines, pour produire des effets bénéfiques. Il ne faut pas interrompre le traitement même si on commence à se sentir mieux.
3. Les antidépresseurs peuvent affecter les capacités mentales et physiques nécessaires à la conduite d'un véhicule automobile ou à l'opération d'une machine.
4. Le mélange d'antidépresseurs et d'alcool peut entraîner de la somnolence, des étourdissements ou le vertige.

167.

5. Les antidépresseurs peuvent produire des effets indésirables s'ils sont combinés à certains médicaments en vente libre ou prescrits par un médecin ou un dentiste. C'est pourquoi il est important d'informer son médecin ou son dentiste si l'on prend ce type de médicament. Consulter un pharmacien avant d'acheter des médicaments en vente libre.

6. Avant d'entreprendre un traitement aux antidépresseurs, il est essentiel d'aviser son médecin de tout traitement précédent aux antidépresseurs. Dans le cas des antidépresseurs à structure tricyclique, par exemple, une période d'interruption est nécessaire entre deux traitements afin d'éviter de graves effets secondaires.

7. Il est important de signaler à son médecin tout changement suspect ou inhabituel à son humeur ou comportement.

8. Pour éviter qu'ils ne se détériorent, les antidépresseurs doivent être conservés à la température ambiante, dans un endroit propre et sec.

9. Les antidépresseurs et tout autre médicament doivent être gardés hors de la portée des enfants.

Outre leurs effets favorables, les antidépresseurs peuvent provoquer certains effets indésirables. Dans la majorité des cas, ces effets peuvent être réduits ou même éliminés en cours de traitement. Par conséquent, il importe de ne pas interrompre le traitement sans avoir, au préalable, consulté son médecin même si certains effets secondaires sont très désagréables.

En règle générale, les effets secondaires sont négligeables et, à la limite, supportables. Ils peuvent être traités et devraient disparaître ou, à tout le moins, diminuer dès que l'organisme s'habituera au médicament.

On retrouve sur le marché deux catégories d'antidépresseurs.

Les *antidépresseurs à structure tricyclique* qui sont vendus sous les noms commerciaux de Amitriptyline, Amoxapine, Clomipramine, Désipramine, Doxépin, Imipramine, Protriptyline et Trimipramine.

Les effets *secondaires légers* : Si l'un des effets secondaires suivants persiste ou gêne, consulter un médecin :
* Somnolence et lassitude - La plupart du temps, ces troubles disparaissent tranquillement. En cas de somnolence, éviter de conduire un véhicule automobile ou de prendre les commandes d'une machine. Le

168.

mélange d'antidépresseurs et d'alcool, de sédatifs ou d'antihistaminiques peut aggraver la situation. Pour contrer ces effets, on suggère
de prendre les antidépresseurs avant de se mettre au lit. Consulter un
médecin ou un pharmacien.

- Étourdissements - Se relever lentement de la position couchée ou
assise. Laisser d'abord pendre ses jambes sur le bord du lit pendant
quelques minutes avant de se lever. En cas d'étourdissement, se mettre en position assise ou couchée.
- Nausées ou brûlements d'estomac - En cas de nausées ou de brûlements d'estomac, prendre les antidépresseurs avec des aliments.
- Gorge sèche - Pour stimuler la salivation, sucer un bonbon ou un
glaçon, ou mâcher de la gomme sans sucre. Boire de l'eau et se
brosser les dents régulièrement.
- Constipation - Manger une plus grande quantité d'aliments riches en
fibres (p. ex. aliments à base de son, salades), faire plus d'exercice,
boire beaucoup de liquide et, s'il y a lieu, prendre un laxatif en vente
libre (p. ex. le Metamucil).
- Vision brouillée - Il peut être difficile de bien voir de près, mais d'ordinaire seulement durant la première semaine de traitement. Utiliser
un bon éclairage pour lire, tout en gardant une certaine distance, ou
porter des verres correcteurs.
- Transpiration - La poudre à base de talc peut remédier au problème
de transpiration abondante.
- Élévation du rythme cardiaque - Habituellement, il n'y a rien à craindre mais il est préférable d'aviser son médecin.
- Tremblements ou spasmes musculaires.
- Diminution de la libido et de la performance sexuelle.
- Cauchemars.

Les antidépresseurs à structure tricyclique ne créent aucune dépendance.
L'interruption soudaine suivant une période d'usage prolongé peut toutefois entraîner de légers symptômes de sevrage comme des douleurs musculaires, frissons, nausées, vomissements et étourdissements.

En cas d'omission d'une dose (par plus de 2 à 3 heures), il est avisé
de sauter la dose manquante et de prendre la prochaine dose au moment
prévu à l'horaire. NE JAMAIS DOUBLER LA DOSE. Lorsqu'on saute
plus d'une dose, il faut communiquer avec son médecin pour obtenir de
nouvelles directives.

Les *antidépresseurs inhibiteurs sélectifs du recaptage de la sérotomine* **(ISRS)** qui sont vendus sous les noms commerciaux de Prozac, Luvox, Paxil et Zoloft.

Les effets secondaires légers : Si l'un des effets secondaires suivants persiste ou gêne, consulter un médecin :

- Stimulation - Certaines personnes peuvent éprouver de la nervosité, maux de tête, agitation, insomnie ou diminution de l'appétit. Ces effets doivent être signalés au médecin. Il est possible de les contrôler en prenant les antidépresseurs le matin.
- Somnolence et lassitude - La plupart du temps, ces troubles disparaissent tranquillement. En cas de somnolence, éviter de conduire un véhicule automobile ou de prendre les commandes d'une machine. Le mélange d'antidépresseurs et d'alcool, de sédatifs ou d'antihistaminiques peut aggraver la situation. Pour contrer ces effets, on suggère de prendre les antidépresseurs avant de se mettre au lit. Consulter un médecin ou un pharmacien.
- Étourdissements - Se relever lentement de la position couchée ou assise. Laisser d'abord pendre ses jambes sur le bord du lit pendant quelques minutes avant de se lever. En cas d'étourdissement, se mettre en position assise ou couchée.
- Nausées ou brûlements d'estomac - En cas de nausées ou de brûlements d'estomac, prendre les antidépresseurs avec des aliments.
- Gorge sèche - Pour stimuler la salivation, sucer un bonbon ou un glaçon, ou mâcher de la gomme sans sucre. Boire de l'eau et se brosser les dents régulièrement.
- Constipation - Manger une plus grande quantité d'aliments riches en fibres (p. ex. aliments à base de son, salades), faire plus d'exercice, boire beaucoup de liquide et, s'il y a lieu, prendre un laxatif en vente libre (p. ex. le Metamucil).
- Diarrhée.
- Vision brouillée - Il peut être difficile de bien voir de près, mais d'ordinaire seulement durant la première semaine de traitement. Utiliser un bon éclairage pour lire, tout en gardant une certaine distance, ou porter des verres correcteurs.
- Transpiration - La poudre à base de talc peut remédier au problème de transpiration abondante.
- Augmentation du rythme cardiaque - Habituellement, il n'y a rien à craindre mais il est préférable d'aviser son médecin.

- Tremblements ou spasmes musculaires.
- Diminution de la libido et de la performance sexuelle.
- Cauchemars.

En cas d'omission d'une dose (par plus de 5 heures), il est avisé de sauter la dose manquante et de prendre la prochaine dose au moment prévu à l'horaire. NE JAMAIS DOUBLER LA DOSE. Lorsqu'on saute plus d'une dose, il faut communiquer avec son médecin pour obtenir de nouvelles directives. Les antidépresseurs inhibiteurs sélectifs du recaptage de la sérotomine ne créent aucune dépendance.

Parmi les effets secondaires qui doivent être immédiatement signalés à un médecin, soulignons :
- endolorissement de la bouche, des gencives ou de la gorge;
- rougeurs ou démangeaison de la peau, enflure du visage;
- symptômes de la fièvre ou de la grippe;
- urine foncée;
- difficultés à uriner;
- picotements des mains et des pieds, spasmes musculaires sévères;
- brûlements d'estomac continuels, nausées importantes ou vomissement;
- sautes d'humeur telles que sensation d'euphorie inhabituelle, irritabilité et troubles importants du sommeil.

De plus, consultez un médecin dès que possible si vous vivez l'une ou l'autre de ces situations :
- vous découvrez que vous êtes enceintes;
- vous décidez d'allaiter votre bébé;
- vous manifestez des symptômes de dépression ou des sautes d'humeur à répétition.

Si vous avez des questions, n'hésitez pas à communiquer avec votre médecin ou avec votre pharmacien.

Source : Fondation de la recherche sur la toxicomanie (1995).

LES BARBITURIQUES

Catégorie de drogue : dépresseurs du système nerveux central

Vue d'ensemble

Les barbituriques sont des calmants puissants qui ralentissent le système nerveux central (SNC). Classifiés comme des sédatifs hypnotiques, ils comprennent l'amobarbital (p. ex. Amytal), le pentobarbital (p. ex. Nembutal), le phénobarbital (p. ex. Luminal), le sécobarbital (p. ex. Séconal) et la combinaison amobarbital-sécobarbital (p. ex. Tuinal). (L'emploi de la majuscule indique qu'il s'agit d'une marque de commerce déposée.)

Les renseignements sur les barbituriques de la présente section s'appliquent à la plupart des sédatifs hypnotiques autres que les benzodiazépines. (Pour de plus amples renseignements sur les benzodiazépines, voir la section sur les tranquillisants.)

Les barbituriques et autres sédatifs hypnotiques sont prescrits par les médecins dans le but de combattre l'insomnie, l'anxiété, le stress et d'empêcher ou d'atténuer les crises d'épilepsie. Certains barbituriques sont également utilisés pour provoquer l'anesthésie lors d'interventions chirurgicales de courte durée ou au début de longues interventions.

En raison des dangers associés à l'abus de barbituriques et de la création de nouveaux médicaments moins dangereux tels que les benzodiazépines, les barbituriques sont prescrits moins souvent que dans le passé. Cependant, on peut toujours en obtenir illégalement ou sur ordonnance.

En plus de leurs usages thérapeutiques, les barbituriques sont souvent utilisés pour leurs effets euphoriques. Certaines personnes en prennent pour remplacer ou accompagner l'alcool. Les usagers invétérés d'autres drogues ont parfois recours à ces substances lorsqu'ils ne peuvent pas obtenir leur drogue habituelle ou pour combattre les effets de fortes doses de stimulants tels que les amphétamines ou la cocaïne.

Les amateurs de barbituriques emploient souvent le mot «barbi» ou le terme anglais «downers» pour désigner ces drogues. Plusieurs barbituriques sont désignés selon la couleur de la version commercialisée (p. ex. «bleu» pour la marque Amytal, «jaune» pour la marque Nembutal, «rouge» pour la marque Séconal et «arc-en-ciel» ou «rouge et bleu» pour la marque Tuinal).

172.

Effets

Les effets d'une drogue varient selon plusieurs facteurs:
- la quantité absorbée;
- l'expérience de l'usager avec la drogue;
- le mode d'administration;
- les circonstances entourant l'administration (le lieu, la stabilité psychologique et affective de l'usager, la présence d'autres personnes, l'absorption simultanée d'alcool ou d'autres drogues, etc.).

Les *effets à court terme* apparaissent rapidement après une dose unique et disparaissent au bout de quelques heures ou de quelques jours. Une faible dose de barbituriques (p. ex., 50 mg ou moins) peut soulager l'anxiété et la tension. Une dose un peu plus forte (p. ex. 100 à 200 mg) prise dans une ambiance calme, provoque habituellement le sommeil. Cependant, une même dose prise dans un cadre social peut produire des effets semblables à ceux de l'ébriété (sensation d'euphorie, troubles d'élocution, manque d'équilibre, ralentissement des réactions, perte d'inhibitions) et des émotions intenses généralement exprimées d'une manière extrême et imprévisible. Les doses puissantes produisent typiquement une respiration lente, superficielle et irrégulière et peuvent aboutir à la mort par arrêt respiratoire.

La plupart du temps, l'usage non médical de barbituriques se situe d'abord dans les limites de sécurité prédéterminées. Cependant, à mesure qu'une forme d'accoutumance se développe, les usagers augmentent progressivement leur dose quotidienne pour recréer l'effet initial. Il importe de souligner, toutefois, que malgré la possibilité d'une accoutumance aux effets des barbituriques, il n'y a pas d'accoutumance aux effets mortels de la drogue. Par conséquent, l'absorption de doses puissantes pourrait entraîner la mort, même chez les usagers invétérés.

Il peut être extrêmement dangereux, voire mortel, de mélanger des barbituriques avec d'autres sédatifs du SNC comme l'alcool; les tranquillisants; les opioïdes (héroïne, morphine, mépéridine (Demerol), codéine, ou méthadone) et les antihistaminiques (retrouvés dans les remèdes contre le rhume, la toux et les allergies)

Il est dangereux de conduire une voiture ou d'entreprendre des tâches qui demandent concentration et coordination sous l'influence de n'importe quel sédatif du SNC.

Les *effets à long terme* des barbituriques (en particulier dans les cas d'utilisation massive et prolongée) s'apparente à l'état de l'alcoolisme

173.

chronique. Les symptômes comprennent l'affaiblissement de la mémoire et des capacités de jugement, l'hostilité, la dépression, les sautes d'humeur, l'épuisement chronique et l'intensification des troubles affectifs déjà présents pouvant aboutir à la paranoïa ou aux pensées suicidaires.

Bien que les prescriptions de barbituriques aient décliné notamment depuis l'introduction des benzodiazépines (type de tranquillisants moins dangereux), ce groupe de drogues reste à l'origine d'une forte proportion des décès dus aux drogues. Cependant, les usagers peuvent encore s'en procurer de façon légale ou illégale.

Autres sédatifs hypnotiques

On a cherché à remplacer les barbituriques par d'autres drogues telles que le glutéthimide (Doriden), le méthyprylon (Noludar), l'ethchlorvynol (Placidyl) et le méthaqualone (que l'on trouve dans le Mandrax) dans l'espoir que ces substances seraient moins nocives. Cependant, on a rapidement constaté que ces produits engendraient des problèmes similaires dont la possibilité de surdose et le danger d'interaction avec d'autres sédatifs du SNC. Les précautions à prendre avec les barbituriques s'appliquent donc également aux autres sédatifs hypnotiques.

Accoutumance et dépendance

L'usage régulier des sédatifs hypnotiques crée une *accoutumance* et une augmentation des doses est nécessaire pour obtenir les mêmes effets. L'augmentation des doses pour compenser les désavantages de l'accoutumance peut cependant entraîner des complications mortelles. Il existe, d'une part, la possibilité d'un décès par surdose. D'autre part, lorsque l'usage chronique de doses massives et régulières a mené à une dépendance physique très sérieuse, le sevrage subit de la drogue peut provoquer des symptômes assez graves pour aboutir à la mort. C'est pourquoi les barbituriques se trouvent parmi les drogues les plus dangereuses et les plus propices aux abus.

Les usagers qui utilisent une drogue quotidiennement pendant des périodes prolongées peuvent acquérir une dépendance psychologique et physique envers cette drogue.

Il y a *dépendance psychologique* lorsque toute la vie de l'usager, tant mentale qu'affective et sociale, est axée sur une drogue qui fait l'objet d'un besoin irrésistible ou d'un désir obsédant. Les barbituriques à action rapide posent le risque de dépendance psychologique le plus élevé, car ils peuvent produire un état euphorique intense dans les quelques minutes qui suivent leur administration.

Quand il y a *dépendance physique*, l'organisme s'est adapté à la présence de la drogue, et des symptômes de sevrage apparaissent s'il en est brusquement privé. Ces symptômes de sevrage varient en intensité depuis l'agitation progressive, l'anxiété, l'insomnie et l'irritabilité dans les cas bénins, jusqu'au délire et aux convulsions dans les cas graves. Fait à signaler, la dépendance physique créée par les barbituriques est l'une des chimiodépendances les plus dangereuses.

Sédatifs hypnotiques et grossesse

Les études indiquent un lien entre l'usage de certains sédatifs hypnotiques et diverses malformations congénitales et anomalies du comportement chez les enfants. Les nouveaux-nés peuvent également présenter des difficultés respiratoires ainsi que des symptômes de sevrage comme l'irritabilité, les troubles du sommeil et les problèmes d'alimentation.

Qui consomme des barbituriques?

Les barbituriques sont consommés souvent et en grande quantité par les héroïnomanes; ces derniers s'injectent une combinaison des deux drogues pour obtenir une sensation d'euphorie. Il s'agit d'une pratique dangeureuse, puisque les deux drogues perturbent le contrôle de la respiration au niveau du cerveau. Certains adeptes de la méthamphétamine («speed»), utilisent les barbituriques pour combattre l'hyperactivité résultant d'une consommation intense et prolongée de méthamphétamine.

Un étude sur la consommation de drogues effectuée en 1989 par la Fondation de la recherche sur la toxicomanie indique que 7,8 pour 100 des élèves ontariens de la 7e à la 13e année ont déclaré avoir fait usage de barbituriques sur ordonnance, et 2,9 pour 100 ont fait usage de barbituriques sans ordonnance au moins une fois au cours de l'année.

Les barbituriques et la loi

De nombreux barbituriques et autres sédatifs hypnotiques sont classés parmi les drogues «contrôlées» qui figurent à l'Annexe G de la *Loi fédérale des aliments et drogues*; les autres barbituriques figurent à l'Annexe F. Les drogues de l'Annexe F ne peuvent être légalement fournies au public que sur ordonnance d'un médecin. Des mesures restrictives supplémentaires s'appliquent aux drogues de l'Annexe G.

175.

Il est illégal d'obtenir d'un professionnel de la santé une ordonnance pour n'importe quelle drogue «contrôlée» en omettant de l'informer qu'un autre praticien a déjà établi une prescription semblable dans les 30 jours précédents. Quiconque est reconnu coupable de trafic de ces drogues ou de leur possession dans le but du trafic a commis une infraction qui, en cas de déclaration de culpabilité sur acte d'accusation, peut entraîner une peine maximale de 10 ans d'emprisonnement.

Source : Fondation de la recherche sur la toxicomanie (1991).

LES BENZODIAZÉPINES

Catégorie de drogue : anxiolytiques et sédatifs

Vue d'ensemble

Les benzodiazépines sont des médicaments souvent prescrits dans le traitement symptomatique de l'anxiété et des troubles du sommeil. Elles produisent leurs effets à l'aide de récepteurs particuliers faisant entrer en jeu un produit neurochimique appelé acide gamma-aminobutyrique (GABA).

En raison de leur potentiel de risque moins élevé et de leur grande efficacité, les benzodiazépines ont largement remplacé les barbituriques dans le traitement de l'anxiété et de l'insomnie. Elles jouent également le rôle de sédatifs avant certaines interventions chirurgicales et médicales et lors du traitement des convulsions et du sevrage de l'alcool.

Le premier dérivé des benzodiazépines, le chlordiazépoxide, est vendu sous les noms commerciaux de Librium[MD] et Apo-Chlordiazépoxide[MD]. Le diazépam (p. ex., Valium[MD]) fait ensuite son apparition sur le marché et, jusqu'au début des années 1980, il est le dérivé des benzodiazépines le plus souvent prescrit au monde. Aujourd'hui, des dérivés plus récents comme le lorazépam (p. ex., Ativan[MD]), alprazolam (p. ex., Xanax[MD]) et clonazépam (Rivotril[MD]) forment la majeure partie des ordonnances de benzodiazépines. (L'emploi de la majuscule indique qu'il s'agit d'une marque de commerce déposée.)

Au Canada, on trouve actuellement 16 dérivés des benzodiazépines. Certains sont prescrits principalement pour le traitement de l'anxiété (p. ex., lorazépam, alprazolam et diazépam); d'autres sont vendus comme

176.

somnifères (comme triazolam [p. ex., Halcion^MD] et flurazépam [p. ex., Dalmane^MD]). Les benzodiazépines demeurent les drogues psychotropes (modificatrices de l'humeur) les plus fréquemment prescrites au Canada.

Bien qu'elles soient efficaces, les benzodiazépines apportent leur part de désavantages. Elles sont capables de produire une dépendance physique causant un syndrome de sevrage, généralement léger, à l'arrêt du médicament. Toutefois, l'interruption subite du médicament peut entraîner une vaste gamme de symptômes, notamment des convulsions, surtout lorsque le médicament est consommé à doses élevées pendant une période prolongée. Les benzodiazépines sont aussi parfois utilisées de façon excessive ou inadéquate.

Effets

Les effets d'un médicament, quel qu'il soit, varient selon plusieurs facteurs, notamment :
- le genre et la gravité du trouble pour lequel le médicament est prescrit,
- la quantité absorbée,
- le mode d'administration,
- l'âge de l'usager,
- l'usage préalable ou simultané d'autres drogues psychotropes,
- les circonstances entourant l'administration du médicament (la stabilité psychologique et affective de l'usager, l'absorption simultanée d'alcool ou d'autres drogues, etc.).

L'absorption d'une dose thérapeutique (qui fait l'objet d'une ordonnance médicale) apaise l'anxiété et l'insomnie. En règle générale, les benzodiazépines sont bien tolérées et offrent une bonne marge de sécurité. Certaines personnes, cependant, ressentent de la somnolence, de la léthargie, des étourdissements et une perturbation de leur coordination motrice.

L'augmentation de la dose absorbée accentue les effets calmants et perturbe encore davantage les facultés intellectuelles et la coordination motrice. On recommande de réduire les doses administrées aux personnes âgées et aux sujets souffrant de certaines maladies chroniques, car leur organisme est plus sensible aux médicaments et métabolise ces derniers plus lentement. On a aussi suggéré que les benzodiazépines pouvaient entraver la capacité d'apprendre et de mémoriser l'information.

Certaines études ont révélé que, même à doses normales, les benzodiazépines peuvent entraver certaines fonctions psychomotrices, intellectuelles et perceptives. La plupart des effets secondaires se produisent au début du traitement et disparaissent avec le temps.

Pour ces raisons, on recommande aux usagers de benzodiazépines d'évaluer leur réaction au médicament avant de conduire un véhicule automobile ou de se livrer à des activités qui requièrent concentration et coordination. De telles activités sont encore plus risquées si les benzodiazépines sont combinées à l'alcool ou à d'autres sédatifs hypnotiques ou à des antihistaminiques (remèdes contre le rhume, la toux et les allergies).

Étant donné que certaines de ces substances (comme le diazépam et le flurazépam) sont éliminées très lentement par l'organisme, elles ont tendance à s'accumuler dans les tissus à la suite d'un usage prolongé, ce qui peut accentuer certains effets telle la léthargie. Certaines personnes se sentent somnolentes ou ont la «gueule de bois» le lendemain du jour où elles ont pris le médicament. Les personnes âgées, en particulier, augmentent leurs risques de chutes, de fractures et de confusion.

On a signalé des cas extrêmement rares de stimulations inattendues découlant de l'usage de benzodiazépines variant de l'agitation au comportement violent.

Effets toxiques

Qu'elles soient accidentelles ou volontaires, les surdoses de benzodiazépines sont possibles. Les benzodiazépines provoquent rarement la mort à elles seules, mais l'usage simultané d'alcool ou d'autres drogues, qui ralentissent le système nerveux central, peut être fatal.

Accoutumance et dépendance

L'accoutumance est définie comme le besoin d'accroître la dose d'un médicament afin d'obtenir les effets désirés. L'accoutumance aux effets anxiolytiques des benzodiazépines est rare et la plupart des usagers ne ressentent pas le besoin d'accroître leur dose. Cela dit, la tolérance aux effets sédatifs et aux autres effets des benzodiazépines peut entraîner un usage régulier chez certaines personnes.

Les risques de *dépendance physique* augmentent chez les usagers réguliers de benzodiazépines, c'est-à-dire les personnes qui consomment la drogue tous les jours pendant plus de quelques mois, et ce, surtout lorsque la dose est plus élevée que la normale. Cependant, on a signalé des problèmes dans des cas d'usage à court terme. L'organisme de l'usager s'adapte à la présence de la drogue et des symptômes de sevrage apparaissent s'il en est privé subitement. La fréquence et l'intensité des symptômes de sevrage varient selon la dose administrée, la durée d'administration et selon que l'arrêt est soudain ou progressif.

178.

RENSEIGNEMENTS SUR L'ALCOOL ET LES AUTRES DROGUES

Lorsqu'ils arrêtent subitement leur usage de benzodiazépines, les usagers se plaignent de perturbations du sommeil, troubles gastro-intestinaux, malaise, perte d'appétit, transpiration, tremblements, faiblesse, anxiété et changements touchant la perception (p. ex., engourdissement et sensibilité altérée à la lumière, aux bruits et aux odeurs). Dans de rares cas et suivant des doses élevées, on signale psychose et convulsions.

Le début du sevrage et son intensité sont plus marqués lorsqu'il s'agit de benzodiazépines éliminées rapidement de l'organisme (p. ex., triazolam, alprazolam) que lorsqu'il s'agit de benzodiazépines qui en sont éliminées lentement (p. ex., diazépam).

La plupart des usagers sont en mesure de tolérer des symptôme de cette intensité. Le médecin peut toutefois décider de diminuer graduellement la dose de benzodiazépines afin de réduire au minimum l'inconfort, particulièrement après un usage prolongé. Il est recommandé de mettre un terme graduel à l'usage du médicament mais, même dans ce cas, il est possible que les symptômes de sevrage se manifestent toujours.

Les manuels reconnaissent l'existence de cas de *dépendance psychologique* ou comportementale aux benzodiazépines. Les symptômes principaux d'une dépendance psychologique à toute drogue sont :
- un désir intense à l'égard de la drogue;
- la recherche constante de la drogue, souvent au détriment d'autres activités;
- la difficulté d'arrêter ou de réduire sa consommation;
- la poursuite de la consommation en dépit de conséquences physiques ou psychologiques.

Les personnes qui font un usage prolongé de benzodiazépines dans le cadre du traitement de troubles chroniques précis (comme les troubles de panique, les phobies sociales ou l'agoraphobie) manifestent rarement les symptômes ou les comportements mentionnés ci-dessus. Par contre, on a clairement établi la preuve de l'existence d'une dépendance psychologique au sein de certains groupes comme les usagers abusifs de drogues multiples et les héroïnomanes qui suivent un traitement de soutien à la méthadone.

Benzodiazépines et grossesse

Les femmes enceintes, ou qui pensent le devenir, devraient savoir que les benzodiazépines peuvent avoir des effets sur le fœtus. En effet, le nouveau-né d'une mère ayant consommé des benzodiazépines durant la grossesse peut présenter des symptômes de sevrage. De plus, les benzodiazépines sont présentes dans le lait maternel; il faut donc les consommer avec prudence durant l'allaitement. Cela dit, il ne faut pas interrompre le médicament sans avoir consulté son médecin au préalable.

Qui consomme des benzodiazépines?

En 1994, la Fondation de la recherche sur la toxicomanie (la ARF) a mené un sondage auprès des adultes ontariens au sujet de leur usage de tranquillisants et de somnifères. Les benzodiazépines font partie de ces deux dernières catégories. Les personnes ayant rapporté faire un usage de **tranquillisants** représentent 3,7 pour 100 de l'échantillon : un déclin constant depuis 1977 où la proportion était de 12,1 pour 100. Cette tendance est corroborée par d'autres sources, notamment des sondages menés à l'échelle du pays. En Ontario, le déclin est particulièrement considérable chez les femmes dont l'usage est passé de 15,9 pour 100 en 1977 à 4,1 pour 100 en 1994. Les femmes âgées de 50 ans et plus, en particulier, ont freiné leur usage (de 21 à 7,7 pour 100).

Le même sondage signale que l'usage de **somnifères** s'est accru, passant de 6,5 pour 100 en 1991 à 9,1 pour 100 en 1994. Cependant les proportions de l'usage de benzodiazépines entre 1989 et 1994 n'a pas varié de façon notoire. Le sondage indique que les femmes utilisent plus de somnifères que les hommes. De plus, leur usage s'intensifie avec l'âge. Du nombre total d'usagers de tranquillisants et de somnifères, 15,8 et 7,3 pour 100 (respectivement) ont été qualifiés de dépendants.

Dans un autre sondage mené en 1993, la ARF a interrogé les élèves ontariens de la 7e année au CPO (anciennement la 13e année). Les résultats révèlent que 2,2 pour 100 des répondants ont fait usage de tranquillisants sur ordonnance au moins une fois au cours de l'année précédente; et 1,1 pour 100 ont fait usage de tranquillisants non prescrits. C'est parmi les élèves âgés de 16 et 17 ans que le taux d'utilisation est le plus élevé (3 pour 100 pour des raisons médicales et 1,6 pour 100 pour des raisons autres que médicales). Ces pourcentages représentent moins de la moitié des résultats du sondage mené en 1987.

Certains segments de la société ont tendance à faire usage de benzodiazépines plus souvent que d'autres. En effet, une étude effectuée par la ARF en 1990 révèle que de nombreuses femmes qui ont vécu la violence signalent l'usage de médicaments comme les benzodiazépines dans le but de se détendre ou de s'aider à dormir. Les personnes aux prises avec une dépendance à l'alcool, aux opioïdes ou aux drogues multiples courent un risque plus élevé que les autres de faire un usage abusif de benzodi-

180.

azépines ou d'en devenir dépendantes. Le personnel des programmes de traitement de l'alcoolisme ou de soutien à la méthadone signalent que certains de leurs clients sont dépendants aux benzodiazépines ou en font un usage excessif. On ne doit prescrire ces médicaments aux usagers d'autres drogues que lorsque la nécessité thérapeutique ne pose aucun doute. Dans ces cas, il faut surveiller minutieusement la réaction du client au médicament, de même que la dose et la durée du traitement.

Les benzodiazépines et la loi

Les benzodiazépines sont des médicaments prescrits. Le public ne peut donc en obtenir en toute légalité que sur ordonnance d'un médecin.

Source : Fondation de la recherche sur la toxicomanie (1995).

LA CAFÉINE

Catégorie de drogue : stimulant du système nerveux central

Vue d'ensemble

La caféine est la drogue la plus populaire au monde. Substance blanche, au goût amer et de texture cristalline, la caféine a été isolée du café pour la première fois en 1820. Les mots caféine et café sont tous deux dérivés de l'arabe *qahweh* (prononcé «kahveh» dans la langue turque). L'usage du café s'est répandu depuis le nord-est de l'Afrique, où le caféier était cultivé au VIᵉ siècle, jusqu'en Europe, en passant par l'Arabie et la Turquie. Le café est devenu bien connu en Europe au XVIIᵉ siècle. Au XVIIIᵉ siècle, des plantations de café ont été établies en Indonésie et dans les Antilles.

La teneur en caféine des grains de café dépend de l'espèce du caféier. Les grains provenant de l'espèce *Coffea Arabica*, cultivée surtout en Amérique centrale et en Amérique du Sud, contiennent environ 1,1 pour 100 de caféine. Les grains de l'espèce *Coffea Robusta*, que l'on trouve principalement en Indonésie et en Afrique, en renferment environ 2,2 pour 100. La caféine se retrouve également dans les cosses de cacao et donc dans les produits à base de cacao et de chocolat; dans les noix de cola, qui sont utilisées dans la préparation des boissons à base de cola; et dans l'ilex, dont les feuilles sont utilisées dans la préparation de maté, infusion sud-américaine bien connue.

La caféine est également présente dans le thé. Elle a été isolée des feuilles de thé pour la première fois en 1827; on l'avait alors appelée «théine» en croyant qu'elle était différente de la caféine du café. La teneur en caféine des feuilles de thé est d'environ 3,5 pour 100, mais une tasse de thé contient habituellement moins de caféine qu'une tasse de café parce que sa préparation requiert moins de thé.

En Amérique du Nord, la teneur en caféine d'une tasse de café est d'environ 75 mg, mais elle varie selon la grosseur de la tasse, la méthode de préparation et la quantité de café utilisée. En général, le café instantané contient moins de caféine (65 mg par tasse en moyenne) tandis que le café filtre en contient davantage (110 mg par tasse en moyenne). Une tasse de thé renferme généralement environ 30 mg, mais cette quantité peut varier considérablement (de 10 mg à 90 mg).

Les boissons à base de cola renferment quelque 35 mg de caféine par portion standard de 280 mL. De cette quantité, 5 pour 100 de la caféine provient des noix de cola et le reste est un sous-produit dérivé de la décaféination du café et du thé. Plus de 65 pour 100 des boissons gazeuses contiennent de la caféine. Une tasse de chocolat chaud renferme aux alentours de 4 mg de caféine, une barre de chocolat (50 grammes) de 5 à 60 mg, cette quantité s'élevant parallèlement à la qualité du chocolat. La caféine compte parmi les ingrédients de certains médicaments contre les maux de tête (de 30 à 65 mg). C'est d'ailleurs l'ingrédient actif des pilules stimulantes («wake-ups») vendues sans ordonnance (de 100 à 200 mg).

Effets à court terme

La caféine ingérée sous forme de boisson ne prend que 5 minutes pour pénétrer dans tout l'organisme. Il lui faut à peu près 30 minutes pour atteindre des concentrations sanguines maximales. La moitié d'une dose donnée de caféine est métabolisée en 4 heures environ, ce processus étant plus rapide chez les fumeurs et plus lent chez les nouveaux-nés, les femmes enceintes à la fin de la grossesse et les personnes qui souffrent de maladies du foie. Normalement, presque toute la caféine ingérée est métabolisée. Moins de 3 pour 100 de la caféine absorbée se retrouve telle quelle dans l'urine et elle ne s'accumule pas jour après jour dans l'organisme.

Les effets à court terme d'une drogue se manifestent rapidement après l'absorption d'une dose unique de drogue et disparaissent au bout de quelques heures. L'ingestion de la caféine contenue dans une ou de deux tasses de café (75 à 150 mg) provoque de légers effets physiologiques. Le métabolisme général s'accélère, ce qui se traduit par une plus grande activité physiologique, une élévation de la température du corps, ou les deux phénomènes à la fois. On constate une augmentation du rythme respiratoire, de la production d'urine, du niveau d'acides gras dans le sang et d'acide gastrique dans l'estomac. (Il y a lieu de souligner qu'au moins une autre composante du café accroît la sécrétion d'acide gastrique. Ainsi, les personnes qui souffrent d'ulcères d'estomac n'éprouveront pas nécessairement un soulagement de leur condition si elles remplacent le café ordinaire par du café décaféiné.) La caféine peut également augmenter la tension artérielle.

La caféine stimule le cerveau et influe sur le comportement. L'ingestion de 75 à 150 mg de caféine accroît l'activité de plusieurs parties du cerveau, retarde la fatigue et permet d'exécuter avec un meilleur rendement des tâches intellectuelles simples et des activités physiques qui font davantage appel à l'endurance qu'à la coordination motrice. (Les tremblements causés par la caféine peuvent rendre les mains moins stables.)

Les effets de la caféine sur l'accomplissement de tâches intellectuelles complexes et sur l'humeur ne sont pas faciles à résumer. Ils dépendent de la personnalité de l'usager, de son entourage immédiat, de l'absorption consciente ou non de caféine et même du moment de la journée.

La caféine a des effets très nets sur le sommeil : si elle est ingérée avant le coucher, elle a habituellement pour effet de retarder le sommeil et d'en diminuer la durée et la profondeur. Les dormeurs qui ont absorbé de la caféine ont le sommeil plus léger, remuent davantage et affirment dormir moins bien. Les effets de la caféine sur les rêves sont moins bien définis.

À doses plus élevées et surtout chez les personnes qui n'ont pas l'habitude d'en consommer, la caféine peut entraîner des maux de tête, des tremblements, une accélération du rythme cardiaque (tachycardie), des convulsions et même le délire. Consommée à doses quasi-fatales, la caféine provoque un état de crise qui s'apparente à l'état d'une personne diabétique privée d'insuline; cet état se caractérise notamment par la présence d'un taux anormalement élevé de sucre dans le sang et par la présence d'une substance semblable à l'acétone dans l'urine. La dose mortelle la moins élevée observée chez un adulte est de 3 200 mg (administrée accidentellement par voie intraveineuse). Par voie orale, la dose mortelle est supérieure à 5 000 mg (l'équivalent de 40 tasses de café fort prises dans un très court laps de temps).

183.

Effets à long terme

La consommation régulière de caféine en quantités inférieures à 650 mg par jour (l'équivalent de huit ou neuf tasses de café) ne semble pas produire d'effets toxiques à long terme. À plus fortes doses, les personnes qui consomment de la caféine régulièrement peuvent souffrir d'insomnie chronique, d'angoisse et de dépression persistantes, ou encore d'ulcères d'estomac. L'usage de la caféine semble causer des irrégularités du rythme cardiaque et un accroissement du taux de cholestérol mais rien ne prouve que la caféine provoque des maladies cardiaques.

Aucune preuve définitive n'a été établie sur le lien entre l'usage de caféine et le cancer. La caféine et certains de ses métabolites peuvent causer des changements dans les cellules du corps et dans leur façon de se reproduire, et il est certain qu'elle renforce la toxicité de certains agents carcinogènes connus. Bien que les chercheurs croient à un lien entre la caféine et le cancer, les preuves sont contradictoires et ne permettent pas de tirer de conclusion nette. Certaines études menées sur des animaux suggèrent même que la caféine aurait des propriétés anti-cancérigènes. Chez les rats, par exemple, la caféine prévient le cancer du sein causé par le diéthylstilbestrol (la «pilule du lendemain»).

Accoutumance et dépendance

Le terme accoutumance signifie que le corps s'habitue à une drogue par suite d'un usage répété. Il est difficile d'étudier l'accoutumance des humains aux divers effets de la caféine car presque tous les membres de notre société consomment de la caféine sous une forme ou sous une autre. Des recherches sérieuses suggèrent qu'il y a accoutumance à presque tous les effets de la caféine; par conséquent l'usage répété d'une dose identique produit des effets moins prononcés et une dose plus forte est nécessaire pour produire le même effet.

La consommation régulière de plus de 350 mg de caféine par jour entraîne une dépendance physique à la drogue. Ainsi, lorsque l'usage régulier de caféine est interrompu, la personne ressent des symptômes de sevrage, qui se manifestent par des maux de têtes prononcés et fréquents que seule la consommation de caféine peut soulager. Le manque de caféine chez les personnes qui en consomment régulièrement peut entraîner l'irritabilité et la fatigue. Beaucoup de gens affirment continuer de consommer de la caféine pour apaiser les effets du sevrage.

184.

Caféine et grossesse

La caféine a certainement la capacité de causer toute une variété de troubles de la reproduction chez les animaux, notamment des anomalies congénitales, des échecs de reproduction, une réduction de la fertilité, des naissances prématurées et un poids insuffisant à la naissance. On ne sait toutefois pas si la consommation régulière de boissons à base de caféine par une femme enceinte produira ces effets. Les gouvernements du Canada et des États-Unis ont tous deux conseillé aux femmes enceintes (surtout à celles qui fument) de ne pas consommer de caféine.

Usages thérapeutiques

La caféine entre dans la préparation d'analgésiques et de médicaments contre les maux de tête. C'est son usage médicinal le plus répandu. Elle est ajoutée à ces produits en raison de sa capacité de soulager les maux de tête (y compris ceux qui sont causés par le sevrage de la caféine) et de stimuler les effets des analgésiques.

La caféine est également utilisée dans le traitement de l'apnée (arrêt de la respiration) chez les nouveaux-nés parce qu'elle stimule la respiration. Elle sert également d'antidote à la dépression respiratoire causée par l'absorption de quantités excessives d'héroïne et d'autres opiacés.

L'usage thérapeutique de la caféine dans les buts suivants est plus controversé : pour ses propriétés fongicides dans le traitement de la peau; pour accroître la mobilité des spermatozoïdes; pour accroître les effets toxiques des produits chimiques utilisés dans la thérapie contre le cancer; et pour stimuler l'état de crise pendant les électrochocs.

Qui consomme de la caféine?

La consommation mondiale de caféine s'élève à quelque 120 000 tonnes par an, ce qui équivaut à 70 mg par jour et par habitant. De ce total, 54 pour 100 de la caféine est consommée sous forme de café ou de ses dérivés et 43 pour 100 sous forme de thé ou de ses dérivés. À peu près les trois quarts du café cultivé sont de l'espèce Arabica, mais plus du quart de la caféine dérivée du café provient de l'espèce Robusta, qui contient deux fois plus de caféine.

La consommation de caféine au Canada se situe à près de 2 200 tonnes par année, soit 240 mg par jour et par personne. Une proportion d'environ 55 pour 100 est consommée sous forme de café et 32 pour 100 sous forme de thé. Les boissons gazeuses (dont la caféine provient surtout du café ou du thé décaféinés) comptent pour 7 pour 100 du total canadien et les produits à

185.

base de cacao et de chocolat totalisent 1 pour 100. Les 5 pour 100 restants sont utilisés à des fins médicinales ou dans des boissons comme le maté.

Aux États-Unis, la consommation quotidienne de caféine est d'à peu près 210 mg par personne. Quelque 60 pour 100 de la caféine est consommée sous forme de café, tandis que le thé et les boissons gazeuses représentent chacun 16 pour 100 de la consommation totale. Certains pays d'Europe consomment beaucoup plus de caféine. En Grande-Bretagne, où la consommation quotidienne atteint 445 mg par personne, 72 pour 100 de la caféine est consommée sous forme de thé et 19 pour 100 sous forme de café. En Suède, la consommation quotidienne se situe à près de 425 mg par jour et par personne; 85 pour 100 de cette consommation se fait sous forme de café et 6 pour 100 sous forme de thé.

La consommation de caféine est demeurée assez stable au Canada au cours de trois dernières décennies mais elle a diminué de façon marquée aux États-Unis, où l'usage du café a marqué une baisse de 35 pour 100 entre 1960 et 1980. Par contre, la consommation de boissons gazeuses a augmenté de 230 pour 100 aux États-Unis pendant cette période, mais seulement de 65 pour 100 au Canada. Aux États-Unis, cette montée vertigineuse s'est manifestée surtout parmi les jeunes. Le café est devenu une boisson pour les moins jeunes.

Dans les deux pays, la consommation de la caféine varie énormément d'une personne à l'autre. En gros, 20 pour 100 des adultes canadiens et américains consomment plus de 350 mg de café par jour et ont, de ce fait, une dépendance physique à la caféine. Environ 3 pour 100 des adultes américains et 4 pour 100 des adultes canadiens consomment plus de 650 mg de caféine tous les jours, quantité suffisante pour nuire sérieusement à leur santé.

Les statistiques présentées dans cette section ont été recueillies au milieu des années 1980.

Source : Fondation de la recherche sur la toxicomanie (1991).

LE CANNABIS (MARIJUANA, HASCHICH, HUILE DE HASCHICH)

Catégorie de drogue : hallucinogène

Vue d'ensemble

La marijuana, le haschich et l'huile de haschich sont des extraits du chanvre *(Cannabis sativa)*, plante annuelle, vivace, poussant sous les climats tropical et tempéré. Le principal ingrédient du cannabis qui influe sur l'humeur et sur la perception s'appelle le delta-9-tétrahydrocannabinol (THC).

L'utilisation du THC et des autres constituants du cannabis n'est pas communément acceptée en médecine, bien qu'ils aient déjà été soumis à des tests pour le traitement de l'asthme, de l'épilepsie, du glaucome, de l'anorexie et des nausées consécutives aux thérapies anti-cancer. Il s'avère, toutefois, que le cannabis est la plus répandue des drogues psychotropes illégales en Amérique du Nord (mise à part la consommation de l'alcool et du tabac chez les mineurs).

La *marijuana* se compose des feuilles et des parties supérieures de la plante séchée et contient souvent des graines et des tiges. Sa couleur varie du verdâtre au brunâtre et sa texture peut tout aussi bien s'apparenter à la finesse de l'origan qu'à la grossièreté du thé. Elle peut être fumée à la pipe ou en «joints», c'est-à-dire roulée à la main dans du papier à cigarette.

Le *haschich*, mieux connu sous le nom de «hasch», s'obtient par la cuisson de la résine séchée des fleurs et des feuilles pressées de la plante femelle. Il contient généralement une plus grande concentration de THC que la marijuana et se révèle, par conséquent, plus actif. Sa couleur varie du brun pâle, ou moyen, au noir. Le haschich se vend en plus ou moins gros morceaux de consistance variée. On le mélange habituellement au tabac pour ensuite le fumer dans une pipe spéciale ou en joints.

L'huile de haschich ou «hasch liquide» constitue la plus puissante préparation extraite du cannabis, après le THC à l'état pur. De couleur brun rougeâtre, elle peut être fumée après avoir été appliquée sur le bout d'une cigarette ou étendue sur un papier à cigarette et roulée en joints de marijuana.

Le THC à l'état pur est parfois fabriqué par synthèse en laboratoire. Il n'est pas à la portée des usagers parce qu'il est trop difficile et coûteux à extraire.

187.

Le cannabis est quelquefois utilisé dans la cuisson des gâteaux ou des biscuits. Contrairement à l'inhalation, les sensations se font sentir plus lentement et on en contrôle généralement moins bien les effets.

Effets

Les effets d'une drogue varient en fonction de plusieurs facteurs :
- la quantité absorbée;
- l'expérience de l'usager avec la drogue;
- le mode d'administration;
- les circonstances entourant l'administration (le lieu, la stabilité psychologique et affective de l'usager, la présence d'autres personnes, l'absorption simultanée d'alcool ou d'autres drogues, etc.).

Une petite quantité de cannabis (contenant 1 mg de THC) peut suffire à produire une sensation d'euphorie chez l'usager occasionnel. Un seul joint peut également faire le même effet chez deux ou trois fumeurs non habitués. Un fumeur régulier peut en consommer cinq ou plus par jour. Un joint de marijuana de la taille d'une cigarette contient habituellement 2,5 à 5 mg de THC, mais certains lots de marijuana vendue «au détail» sont plus puissants et la concentration de THC est supérieure.

Les *effets à court terme* apparaissent après une simple dose et disparaissent au bout de quelques heures ou de quelques jours. Un sentiment d'euphorie se traduisant par une tendance à parler et à rire (similaire à une légère ivresse), l'accélération du pouls et les yeux rouges sont les effets les plus fréquemment observés suite à l'absorption d'une faible dose de cannabis. L'usager devient dès lors calme, pensif et somnolent.

Une plus forte dose amplifie les effets. L'usager peut alors perdre la notion du temps; les minutes peuvent lui sembler durer des heures. Ses sens (goût, odorat, toucher, ouïe) et sa perception des couleurs peuvent être renforcés ou déformés.

Le cannabis perturbe la concentration, la mémoire à court terme, le raisonnement, et l'habilité à exécuter des tâches complexes telle la conduite d'un véhicule. Combiné à l'effet de l'alcool, des sédatifs et de diverses autres drogues, le cannabis altère le fonctionnement de la pensée, du comportement et de l'influx nerveux (contrôle musculaire).

À doses massives, les effets du cannabis sont analogues à ceux du LSD et des autres hallucinogènes (voir les sections sur le LSD et les hallucinogènes). Certains usagers deviennent victimes de psychoses caractérisées par des hallucinations, des délires paranoïaques, de la confusion, et d'intenses sentiments de dépersonnalisation (impression de ne plus être soi-même). Ces symptômes sont généralement temporaires. Le cannabis peut aussi mettre en évidence une schizophrénie latente devenue incontournable.

Les *effets à long terme* apparaissent lorsque l'usage répété du cannabis se poursuit au cours d'une période prolongée. Ces effets ont récemment fait l'objet de recherches approfondies mais le résultat des études préliminaires se révèlent parfois contradictoires. Il est toutefois devenu évident que la consommation à long terme du cannabis cause des dommages au système respiratoire car la fumée de cannabis contient davantage de goudron que la fumée de tabac.

Les usagers chroniques, particulièrement les adolescents et les jeunes adultes, font souvent preuve d'un manque évident d'énergie, d'ambition et de discernement auquel s'ajoutent des problèmes de mémoire. Ce syndrome de «démotivation» affecte habituellement les usagers de drogues multiples. Par conséquent, il devient difficile, en pareil cas, de connaître le rôle exact qu'exerce le cannabis.

Certains médecins expérimentés dans le traitement des usagers de la marijuana associent à l'usage constant du cannabis certains troubles comme l'altération des chromosomes, la réduction du taux d'hormones sexuelles mâles dans l'organisme, l'affaiblissement du système immunitaire, et les dommages occasionnés au cerveau. Bien que le lien direct entre ces effets et l'utilisation du cannabis n'ait pas encore été prouvé chez l'être humain, des expériences tentées sur des animaux ont toutefois démontré que de tels effets pouvaient bel et bien se produire sous l'action de fortes doses de cannabis.

Accoutumance et dépendance

Une sensibilité modérée au cannabis apparaît après quelques jours d'usage constant. Les variations d'humeur surviennent alors plus rapidement, même avec l'absorption de plus petites quantités. Cependant, lorsque la durée et la fréquence de l'usage progressent sur une plus longue période, l'organisme développe une accoutumance qui nécessitera par la suite de plus grandes doses pour arriver à recréer l'effet initial.

La consommation régulière de cannabis entraîne une dépendance psychologique. L'usager développe un besoin persistant de retrouver les effets et peut ressentir de l'inconfort, voire de l'anxiété, lorsque la drogue n'est pas disponible.

La *dépendance physique* apparaît lorsque l'usager consomme de fortes doses de cannabis sur une base quotidienne. En cesser radicalement l'usage peut provoquer des symptômes de sevrage modérés tels l'insomnie, l'irritabilité, l'anxiété, la transpiration et le manque d'appétit. Ces symptômes de sevrage disparaissent habituellement en moins d'une semaine.

189.

Cannabis et grossesse

L'usage du cannabis durant la grossesse peut retarder le développement du fœtus et engendrer des symptômes de sevrage peu prononcés chez le nouveau-né. Des expériences effectuées sur des animaux suggèrent également que l'usage de la drogue pendant la grossesse peut entraver la croissance du nouveau-né et affecter son comportement.

Qui consomme du cannabis?

Un sondage effectué en 1989 auprès des élèves ontariens de niveau secondaire a révélé qu'environ un adolescent sur sept avait consommé de la marijuana au moins une fois au cours de l'année précédente. Seul un petit nombre a déclaré fumer quotidiennement. La même année, 10,5 pour 100 des adultes interrogés dans le cadre d'un autre sondage ont déclaré avoir fumé du cannabis au cours des douze derniers mois. La plupart d'entre eux étaient âgés de moins de trente ans, et les hommes étaient représentés en plus grand nombre.

Les usagers occasionnels de cannabis sont plus nombreux parmi les élèves qu'au sein de la population adulte. Cette situation s'explique par la tendance des jeunes à l'expérimentation; ils peuvent tenter l'expérience à quelques reprises et s'arrêter une fois leur curiosité satisfaite ou, encore, ne plus éprouver d'attrait pour la drogue une foi évanouie l'influence sociale qui incite aux «premiers essais».

Le cannabis et la loi

Le cannabis est assujetti à la *Loi sur le contrôle des stupéfiants* du gouvernement fédéral. À la suite d'une déclaration sommaire de culpabilité, une amende maximale de 1 000 $ et une peine d'emprisonnement de six mois sont infligées lorsqu'un individu est reconnu coupable d'une première infraction pour possession. Les récidives sont passibles d'une amende maximale de 2 000 $ et douze mois d'emprisonnement.

Toute mise en accusation pour possession, ou culture de cannabis est passible d'une peine maximale de sept ans d'emprisonnement.

L'importation, l'exportation, le trafic ou la possession en vue du trafic peuvent entraîner une peine maximale d'emprisonnement à vie.

Source : Fondation de la recherche sur la toxicomanie (1991).

190.

LA COCAÏNE

Catégorie de drogue : stimulant du système nerveux central

Vue d'ensemble

La cocaïne est un puissant stimulant du système nerveux central (SNC) qui augmente la vigilance, réduit l'appétit et le besoin de sommeil, et procure des sensations de plaisir intense. Elle est extraite des feuilles d'un arbuste, l'*Erythroxylon coca*, qui pousse principalement au Pérou et en Bolivie.

C'est le chimiste allemand Albert Niemann qui, au milieu du 19ᵉ siècle, a réussi à isoler la cocaïne des feuilles de coca. La cocaïne a été introduite sur le marché sous forme de toniques et de potions employés pour traiter une vaste gamme de maladies réelles ou imaginaires. Par la suite, elle a servi d'anesthésique au cours des opérations aux yeux, aux oreilles et à la gorge, et ses propriétés anesthésiques sont encore utilisées de nos jours dans le cadre de certaines opérations seulement. Elle n'a actuellement aucune autre application clinique, puisqu'elle a été remplacée par des anesthésiques locaux synthétiques comme la lidocaïne.

En raison de ses effets euphoriques et énergisants, la cocaïne était populaire vers la fin du 19ᵉ siècle, bien que certains médecins aient constaté un potentiel de dépendance rapide parmi les usagers. Au cours des années 1880, le psychiatre Sigmund Freud fit sensation en publiant une série d'articles célébrant les possibilités offertes par la drogue pour lutter contre la dépression, l'alcoolisme et la morphinomanie.

Cet enthousiasme fit bientôt place au scepticisme suite à la publication d'une avalanche de rapports circonstanciés faisant état d'empoisonnements mortels, de perturbations mentales alarmantes et de toxicomanie.

Selon des données recueillies en 1902, 92 pour 100 de toute la cocaïne vendue dans les grandes villes américaines se présentait sous forme de toniques et de potions disponibles dans les pharmacies.

En 1911, le gouvernement canadien a décidé de réglementer l'usage de la cocaïne, et sa popularité a alors accusé une baisse. Dans les années 1920 et 1930, l'usage de la cocaïne a connu un net déclin, surtout après l'apparition des amphétamines. Le regain de popularité de la cocaïne coïncide avec la consommation réduite d'amphétamines.

Apparence

La cocaïne est vendue «au détail» sous forme d'hydrochlorure, une poudre cristallisée fine et blanche, aussi connue sous les noms «coca», «coke», «neige», «came», «coco» ou «poudre». Les vendeurs la coupent généralement avec des substances d'aspect semblable mais inactives (non psychotropes) comme l'amidon, le talc, le sucre, ou avec d'autres drogues psychotropes comme la procaïne et la benzocaïne (employées comme anesthésiques locaux), ou certains stimulants du SNC tels que les amphétamines. En dépit de ces dilutions, la pureté de la cocaïne obtenue illégalement s'est accrue au cours des ans. En effet, selon les données de la GRC, la pureté atteignait en moyenne 75 pour 100 en 1988.

La cocaïne en poudre est habituellement reniflée («sniffée») dans les narines, mais elle peut être appliquée directement sur les muqueuses de la bouche, du rectum ou du vagin. Les injections intraveineuses permettent d'accélérer l'apparition des effets et d'accroître leur intensité.

Le chlorhydrate de cocaïne peut être modifié chimiquement pour éliminer les autres substances. Ce processus d'épuration de la cocaïne («freebasing») comporte certains dangers car les solvants utilisés sont très inflammables. On obtient ainsi une forme épurée («free base») qui peut être fumée au lieu d'être reniflée. La drogue couramment appelée «crack» est une forme moins pure de cocaïne épurée qui est devenue populaire depuis quelques années.

Les effets d'une drogue varient selon plusieurs facteurs :
- la quantité absorbée;
- l'expérience de l'usager avec cette drogue;
- le mode d'administration;
- les circonstances entourant l'administration (le lieu, la stabilité psychologique et affective de l'usager, la présence d'autres personnes, l'absorption simultanée d'alcool ou d'autres drogues, etc.).

Les effets à court terme apparaissent rapidement après une simple dose et disparaissent au bout de quelques heures ou de quelques jours. À petites doses (jusqu'à 100 mg), la cocaïne suscite généralement une sensation d'euphorie, accompagnée d'une poussée d'énergie, d'une grande volubilité et d'une impression de vivacité mentale. Les sens de la vue, de l'ouïe et du toucher sont particulièrement accentués. Elle réduit aussi le besoin de nourriture et de sommeil. La cocaïne peut, par contre, engendrer un état de contemplation, d'anxiété ou même de panique. Certains usagers prétendent que la drogue

192.

permet d'accomplir plus rapidement des tâches physiques ou intellectuelles peu complexes; d'autres resssentent des effets totalement opposés.

Les effets physiques comprennent l'accélération du rythme cardiaque et respiratoire, ainsi que l'élévation de la tension artérielle et de la température corporelle.

Les fortes doses (plusieurs centaines de milligrammes ou plus) intensifient l'euphorie de l'usager, mais peuvent également le conduire à un comportement bizarre, imprévisible et violent. L'usager peut être sujet à des tremblements, des vertiges, des spasmes musculaires ou à la paranoïa. Des doses massives et répétées peuvent provoquer une réaction toxique qui ressemble beaucoup à un empoisonnement aigu aux amphétamines.

Les effets physiques de la cocaïne comprennent les douleurs thoraciques, des nausées, une vision brouillée, la fièvre, les spasmes musculaires, les convulsions et le coma. Une surdose de cocaïne peut aussi entraîner la mort par convulsions, une défaillance cardiaque ou une dépression marqués des centres cérébraux qui contrôlent la respiration.

Les effets à long terme se manifestent après une administration répétée et prolongée de la drogue. L'euphorie fait place graduellement à l'agitation, une excitabilité extrême, l'insomnie et la paranoïa. Dans les stades plus avancés, ces symptômes sont parfois accompagnés d'hallucinations et de délires. Dans la majorité des cas, cet état, cliniquement identique à la psychose des amphétamines et comparable à la schizophrénie paranoïde, disparaît rapidement une fois que cesse l'administration de cocaïne.

Même si l'usage chronique entraîne des effets physiques similaires aux effets à court terme, l'usager invétéré peut être sujet aux sautes d'humeur, à la paranoïa, à une diminution de la libido, à une perte de poids et à l'insomnie.

L'usage chronique de cocaïne peut provoquer une congestion ou des écoulements nasaux, de l'eczéma autour des narines et une perforation de la cloison nasale. Les usagers qui s'injectent la drogue risquent non seulement la surdose, mais s'exposent également à des infections diverses, s'ils emploient des seringues non stérilisées, et à l'hépatite ou le sida (syndrome d'immunodéficience acquise), s'ils s'adonnent au partage de seringues. Certains usagers invétérés de cocaïne épurée («free base») présentent une grave irritation de l'appareil respiratoire.

Accoutumance et dépendance

L'usage régulier de cocaïne peut créer une *accoutumance* et amener l'usager à avoir besoin de doses plus fortes pour obtenir les effets désirés. Toutefois, les scientifiques n'ont pas constaté de réactions d'accoutumance aux effets

193.

stimulants de la cocaïne; l'usager peut prendre la même dose pendant une période prolongée et continuer à éprouver une euphorie d'intensité identique. Par contre, certains usagers augmentent fréquemment la dose absorbée dans le but d'intensifier et de prolonger les effets ressentis. L'administration de doses allant jusqu'à 10 g (10 000 mg) a déjà été observée.

Aux dires de quelques personnes, cependant, la sensibilité aux effets anesthésiques et convulsifiants de la cocaïne augmente même si la dose absorbée reste la même. La théorie de la sensibilité accrue pourrait expliquer certains décès survenus après l'absorption de doses apparemment faibles.

Il y a *dépendance psychologique* lorsque toute la vie du sujet, tant mentale, qu'affective et sociale, est axée sur une drogue qui fait l'objet d'un besoin irrésistible ou d'un désir obsédant. Chez les usagers invétérés de cocaïne, une dépendance psychologique très intense peut se manifester : s'il est privé de drogue, l'usager est en proie à une grave dépression que seule l'absorption d'une dose de cocaïne peut dissiper.

Les expériences faites sur les animaux montrent que la cocaïne est probablement la drogue la plus susceptible d'engendrer une dépendance psychologique. Les rats et les singes dépendants de la cocaïne tentent l'impossible pour en obtenir davantage.

À l'heure actuelle, les chercheurs ne s'entendent pas sur la nature de la dépendance physique à la cocaïne. Les usagers réguliers qui interrompent leur consommation de cocaïne éprouvent rapidement une sensation qualifiée de «crash». Dans l'ensemble, pendant une période d'abstinence, beaucoup d'usagers font état de troubles du sommeil et de l'alimentation, d'états dépressifs, d'anxiété et d'une envie obsédante de drogue qui les contraint souvent à en reprendre. Le traitement des cocaïnomanes s'avère donc difficile et le taux de rechute est élevé. Certains usagers chroniques ont néanmoins réussi à renoncer à la drogue sans aide extérieure.

Cocaïne et grossesse

Peu de recherches se penchent sur les effets de la cocaïne sur la femme enceinte et le fœtus. Selon un rapport préliminaire, l'élévation de la tension artérielle qu'elle provoque pourrait augmenter le risque de complications obstétriques. Depuis quelques années, les chercheurs étudient les effets de l'usage de crack sur les nouveaux-nés, mais ils se heurtent à la difficulté d'évaluer l'influence d'autres facteurs (y compris l'usage d'autres drogues comme l'alcool, le cannabis et le tabac) sur les réactions des nourrissons.

Qui consomme de la cocaïne?

Le regain de popularité de la cocaïne au cours des années 60 a été observé surtout chez les couches les mieux nanties de la population en raison du prix élevé de la drogue à l'époque. La mystique entourant la cocaïne s'explique en partie par son association avec des célébrités du monde de la musique, des sports ou du spectacle. De nos jours, l'usage de cocaïne s'est étendu à toutes les couches de la population. Les usagers les plus fréquents se retrouvent parmi les jeunes gens célibataires, les usagers de sexe masculin étant deux fois plus nombreux que les femmes adeptes de cette drogue.

Aucun lien direct n'a été établi entre la consommation de cocaïne et le niveau d'éducation, la situation professionnelle ou le statut socio-économique.

La majorité des adeptes de la cocaïne en font usage à l'occasion seulement. En dépit de la baisse de prix et de la pureté accrue de la cocaïne, moins de 10 pour 100 des usagers en consomment une fois par semaine ou plus.

Selon des sondages menés auprès de la population adulte et des élèves de niveau secondaire au Canada, l'usage de cocaïne est demeuré stable au cours des années 80, affichant même une diminution à certaines périodes. Une enquête effectuée en 1989 par la Fondation de la recherche sur la toxicomanie révèle que 2,7 pour 100 des élèves de la 7ᵉ à la 13ᵉ année ont pris de la cocaïne au moins une fois pendant l'année précédente.

La cocaine et la loi

Au Canada, la cocaïne est régie par la *Loi sur les stupéfiants*. (Sur le plan pharmacologique, le terme «stupéfiant» désigne uniquement les drogues de la catégorie des opiacés. Cette loi régit cependant d'autres drogues illégales comme la cocaïne et le cannabis.)

La déclaration sommaire de culpabilité à la suite d'une première infraction pour possession de cocaïne entraîne au maximum une amende de 1 000 $ et six mois d'emprisonnement. Toute récidive est passible d'une amende maximale de 2 000 $ et de 12 mois d'emprisonnement. En cas de déclaration de culpabilité sur acte d'accusation, la possession de cocaïne entraîne une peine maximale de sept années d'emprisonnement. Le trafic, l'importation, l'exportation et la possession en vue du trafic sont des infractions passibles d'une peine maximale d'emprisonnement à vie.

Source : Fondation de la recherche sur la toxicomanie (1991).

195.

LES HALLUCINOGÈNES

Vue d'ensemble

Le terme «hallucinogène» s'applique à toute drogue qui altère radicalement l'état mental, avec distorsion de la réalité et qui, à fortes doses, provoque des hallucinations. Ces drogues sont aussi appelées psychédéliques ou psychodysleptiques, selon les personnes qui en parlent (les scientifiques ou les usagers).

Les hallucinogènes comprennent une grande variété de substances de structure différente qui varient des produits de synthèse aux extraits naturels de plantes. La mescaline peut être fabriquée synthétiquement ou extraite du peyotl (variété de cactus). De même, la psilocybine peut être produite par synthèse ou extraite de certains champignons.

On peut trouver d'autres hallucinogènes naturels dans des substances telles que les graines de volubilis, les graines de datura stramoine, la noix de muscade et divers champignons. Le cannabis, souvent classé comme hallucinogène, est également extrait d'une plante (voir la section sur le cannabis).

Des drogues telles que le DMT, le LSD, le MDA, le PCP, le PMA, le STP (DOM) et le TMA sont des produits de synthèse fabriqués dans des laboratoires clandestins illégaux aux fins de trafic illicite.

Certaines autres drogues telles que les amphétamines et l'alcool (qui ne sont pas généralement classées comme hallucinogènes) ainsi que le cannabis peuvent surprendre l'usager en produisant des hallucinations et d'autres effets, si elles sont prises à très fortes doses et dans certaines circonstances.

Effets

Les effets d'une drogue, quelle qu'elle soit, varient selon plusieurs facteurs :
- la quantité absorbée;
- l'expérience de l'usager avec la drogue;
- le mode d'administration;
- les circonstances entourant l'administration (le lieu, la stabilité psychologique et affective de l'usager, la présence d'autres personnes, l'absorption simultanée d'alcool ou d'autres drogues, etc.).

Les effets d'un hallucinogène et la réaction de l'usager diffèrent de façon significative selon les individus, et peuvent varier de l'euphorie à la terreur. En fait, au cours de chaque épisode d'hallucinations, l'usager aura probablement diverses réactions psychiques et émotionnelles.

196.

À faible dose, les hallucinogènes produisent toute une gamme d'effets qui varient suivant les caractéristiques de chaque drogue et la sensibilité de l'usager. Ces effets comprennent des modifications de l'humeur et de la perception. Des effets plus graves comme les hallucinations surviennent surtout lors de l'administration de fortes doses.

Les usagers d'une même drogue peuvent avoir des réactions très différentes d'une fois à l'autre, trouvant parfois l'expérience agréable, et parfois perturbatrice et menaçante. Bien que la différence puisse être due, en partie, aux importantes variations de la composition et la qualité des drogues vendues illégalement, ce phénomène se produit aussi lorsque les drogues sont pures et les doses égales.

Accoutumance et dépendance

L'usage régulier de certains hallucinogènes tels que le LSD, la mescaline et la psilocybine induit une accoutumance en quelques jours. Ce qui signifie que l'usager devient pratiquement insensible aux effets, même à dose massive. Il existe une accoutumance croisée au LSD, à la mescaline, à la psilocybine et au DMT; cela signifie que le sujet ayant développé une accoutumance à l'une ou l'autre de ces drogues est incapable de ressentir les effets des trois autres. L'usager retrouve habituellement une sensibilité normale après plusieurs jours consécutifs d'abstinence.

Les usagers chroniques peuvent également acquérir une dépendance psychologique aux hallucinogènes. On parle de dépendance psychologique lorsque toute la vie du sujet, tant mentale, qu'affective et sociale est axée sur la drogue qui devient l'objet d'un besoin irrésistible ou d'un désir obsédant.

Les hallucinogènes ne semblent pas créer de dépendance physique, étant donné que l'arrêt de la drogue ne provoque aucune réaction de sevrage, même après un usage prolongé.

Hallucinogènes et grossesse

L'usage du LSD par la femme enceinte semble lié à une augmentation du risque d'avortement spontané. Selon les recherches, il semble aussi que le LSD soit lié à une plus grande fréquence des malformations congénitales chez les enfants des femmes utilisant cette drogue. Les premières études associant des dommages chromosomiques à l'usage du LSD n'ont pas reçu de confirmation concluante.

Les effets des autres drogues hallucinogènes sur la grossesse et le foetus restent peu connus.

197.

Les hallucinogènes et la loi

La psilocybine, le DMT, le LSD, le MDA, le PMA, et le STP (DOM) sont classés comme drogues d'usage restreint selon l'Annexe H de la *Loi fédérale sur les aliments et drogues*. Par conséquent, il est interdit d'avoir en sa possession l'une ou l'autre de ces drogues sans l'autorisation des autorités, laquelle n'est accordée qu'aux laboratoires et au personnel de recherche admissibles, à des fins d'études cliniques et expérimentales.

La déclaration sommaire de culpabilité pour possession d'une de ces drogues (première infraction) entraîne au maximum une amende de 1 000 $ et six mois d'emprisonnement. En cas de récidive, la peine maximale est de 2 000 $ et un an d'emprisonnement. En cas de déclaration de culpabilité sur acte d'accusation, la peine maximale est de 5 000 $ d'amende et trois ans de prison.

En cas de déclaration sommaire de culpabilité, le trafic et la possession en vue de trafic entraînent une peine maximale de 18 mois d'emprisonnement et, en cas de déclaration de culpabilité sur acte d'accusation, ces infractions sont passibles d'une peine maximale de 10 ans d'emprisonnement.

La possession, la vente, l'importation et l'exportation de PCP sont interdites par la *Loi sur les stupéfiants*. En cas de déclaration sommaire de culpabilité, la possession entraîne au maximum une amende de 1 000 $ et six mois d'emprisonnement pour une première infraction et une amende de 2 000 $ et un an d'emprisonnement en cas de récidive. Cependant, en cas de déclaration de culpabilité sur acte d'accusation, la possession peut entraîner jusqu'à sept années d'emprisonnement. L'importation, l'exportation, le trafic et la possession en vue du trafic sont des infractions passibles d'une peine maximale d'emprisonnement à perpétuité.

De tous les hallucinogènes mentionnés ci-dessus, la mescaline est la seule substance hallucinogène dont la vente sur ordonnance soit légale, bien qu'elle soit rarement prescrite par un médecin.

Les graines de volubilis, le peyotl, la noix de muscade et les graines de datura stramoine ne font pas l'objet d'interdictions au Canada.

Description de chacune des drogues

Vous trouverez ci-après une description des divers hallucinogènes et de leurs effets. Les drogues sont groupées selon leurs analogies de structure et/ou d'origine.

198.

LSD, psilocybine, DMT, graines de volubilis
LSD

Appelé aussi couramment «acide», le LSD (diéthylamide de l'acide lysergique) est un alcaloïde semi-synthétique dérivé de l'acide lysergique, une substance que l'on trouve également dans l'ergot de seigle, un champignon qui croît sur le seigle et diverses céréales.

Le LSD, à l'état pur, est une poudre cristallisée blanche et inodore. Le LSD vendu «au détail» est généralement mélangé à des substances colorées et se présente sous forme de capsules, de comprimés ou de liquide. Pour faciliter son usage, le LSD est souvent ajouté à de la gélatine en feuille ou à du papier buvard. Les usagers le prennent habituellement par voie orale, mais peuvent aussi l'inhaler («sniffer») ou l'injecter. Comme c'est une substance très puissante, de très petites quantités suffisent à produire les effets désirés. Les doses vendues «au détail» varient énormément, se situant entre 40 et 700 microgrammes (1 000 microgrammes égalent 1 milligramme).

Les premiers effets de cette drogue se manifestent généralement en moins d'une heure, durent de 2 à 12 heures, puis s'estompent graduellement. Parmi les effets physiques, on trouve l'élévation de la tension artérielle, la dilatation des pupilles et l'accélération du rythme cardiaque. On observe aussi fréquemment une faiblesse musculaire, des tremblements, des nausées, des frissons et une hyperventilation (respiration trop profonde et trop rapide). Une altération de la motricité et de la coordination peut se produire.

Cependant, cette drogue est surtout utilisée pour ses effets sur la perception, la pensée et l'humeur. Le sujet peut ressentir différentes émotions en même temps ou avoir des sautes d'humeur. Il peut éprouver une plus grande acuité ou une fusion de l'ouïe, de l'odorat et de la vue, et la perception du temps et de l'espace peut être altérée.

Le LSD diminue la capacité de l'usager à différencier le contour des objets et à se distinguer de son environnement. C'est une sensation agréable pour certains mais qui, chez d'autres, peut engendrer la panique. Dans certains cas, on a observé des états prolongés de dépression et d'anxiété et même des réactions psychotiques.

Un autre effet possible du LSD est le «flashback», une récurrence spontanée des sensations éprouvées lors d'une prise antérieure de la drogue. Une telle récurrence peut se produire des jours, des semaines ou même des années après la prise de LSD. Ces effets peuvent être agréables ou, au contraire, extrêmement troublants.

199.

Selon les statistiques, aucun décès n'a été directement attribué aux effets pharmacologiques du LSD chez l'être humain, mais on a signalé certains décès attribuables aux suicides et aux accidents associés au LSD.

Psilocybine

La psilocybine est le principal ingrédient actif du champignon *Psilocybe mexicana* et certaines autres espèces de champignons. La psilocine, un autre alcaloïde, est habituellement présente en petites quantités. La psilocybine et la psilocine sont des dérivés de la tryptamine, et sont donc chimiquement apparentées au LSD et au DMT.

La psilocybine à l'état pur est une substance cristallisée blanche, mais cette drogue peut aussi être vendue sous forme de champignons en préparations grossières, de champignons bruns entiers séchés, ou de capsules contenant une poudre d'une couleur quelconque. La psilocybine est habituellement prise par voie orale mais elle peut être également injectée. Les doses de produit pur varient en général entre 4 à 10 mg, mais on trouve aussi des doses allant jusqu'à 60 mg.

Les premiers effets de cette drogue se font sentir au bout d'une demi-heure et durent habituellement plusieurs heures. Une faible dose (4 à 8 mg) peut provoquer des sensations de détente mentale et physique, de lassitude, de détachement de l'environnement et, parfois, de lourdeur physique ou, au contraire, de légèreté. Il peut également se produire des changements d'humeur et de vives distorsions (surtout visuelles) de la perception. La façon de penser est perturbée et on note souvent une intense préoccupation pour des choses sans importance. Les usagers font souvent état d'expériences religieuses et mystiques profondes.

Les doses plus importantes (13 mg ou plus) peuvent provoquer des vertiges, des étourdissements, des malaises abdominaux, un engourdissement de la langue, des lèvres ou de la bouche, des nausées, de l'anxiété et des frissons. Des modifications graduelles et marquées de la perception se produisent, et l'usager ressent des effets analogues à ceux du LSD. On signale également une impression de ralentissement du temps, des bâillements, des rougeurs faciales, une transpiration abondante, un sentiment de dépersonnalisation (impression de séparation de son propre corps), un sentiment d'irréalité et une incapacité à se concentrer.

La substance vendue «au détail» sous le nom de psilocybine n'est qu'occasionnellement de la drogue pure. Le plus souvent, on donne à tort le nom de psilocybine au LSD ou au PCP.

DMT

Le DMT (diméthyltryptamine) est un produit synthétique similaire à la psilocine, un alcaloïde qu'on trouve dans le champignon *Psilocybe mexicana*. Il est également présent dans d'autres substances végétales comme la *Piptadina peregrina*.

Le DMT est habituellement pris avec de la marijuana; celle-ci est trempée dans une solution de DMT, séchée puis fumée dans une pipe ou en cigarettes. On peut également en faire une infusion.

Les effets, qui sont analogues à ceux du LSD, se manifestent presque immédiatement et durent environ 30 à 60 minutes. Des réactions d'anxiété et de panique sont plus fréquemment associées au DMT qu'aux autres hallucinogènes, probablement à cause de l'apparition rapide et inattendue de ses effets.

Graines de volubilis

Le principal ingrédient actif des graines de volubilis est l'amide de l'acide lysergique, une substance chimiquement apparentée au LSD mais dix fois moins puissante.

Les graines sont brunes ou noires, et peuvent être mangées entières ou moulues. Absorbées entières, elles franchissent le tube digestif et n'ont pas beaucoup d'effets sur l'usager. Lorsque l'usager les mâche, les effets commencent à se faire sentir de 30 à 90 minutes plus tard et sont analogues à ceux du LSD. Suivant la variété de graines, on estime qu'il faut environ 300 graines pour produire des effets équivalents à 200 ou 300 microgrammes de LSD.

L'amide de l'acide lysergique peut également être extrait chimiquement et injecté pour provoquer des effets plus intenses et plus immédiats.

Les graines de volubilis sont commercialisées et vendues légalement. Plusieurs variétés ont été traitées aux insecticides, fongicides et autres produits chimiques qui peuvent être toxiques selon la quantité absorbée. Certaines graines ont également été traitées spécialement pour provoquer des nausées.

Mescaline, MDA, PMA, STP (DOM), TMA, noix de muscade, PCP, graines de datura stramoine
Mescaline

La mescaline est préparée à partir du peyotl (cactus mexicain). Les sommités ou «boutons» du cactus sont séchées puis coupées, hachées ou moulues, et parfois encapsulées. La mescaline peut également être synthétisée sous

201.

forme de poudre et distribuée en capsules ou en comprimés, bien que le produit synthétique ne soit presque jamais à la portée des usagers.

La mescaline est habituellement prise par voie orale, mais on peut aussi l'inhaler en fumant les «boutons» de peyotl moulus ou, plus rarement, l'injecter. Elle est nettement moins puissante que le LSD et la dose moyenne varie de 300 à 500 mg. Au Canada, selon les analyses de laboratoire, pratiquement aucun des échantillons vendus comme de la mescaline ne contient cette drogue. C'est habituellement du PCP ou du PCP combiné à du LSD.

À faible dose, les effets apparaissent lentement et durent de 1 à 18 heures. Parmi les effets physiques, on note une dilatation des pupilles, une augmentation de la température du corps, une certaine détente musculaire, des nausées et des vomissements. Parmi les effets mentaux les plus courants, on note l'euphorie, un accroissement de la perception sensorielle, des hallucinations visuelles (caractérisées par des lignes en zigzag aux couleurs vives ou des figures géométriques que l'usager sait être imaginaires), une perception altérée de son propre corps et une certaine difficulté à réfléchir. Les récits d'expériences mystiques ou religieuses sont courants.

Des doses élevées peuvent provoquer les symptômes suivants : maux de tête, sécheresse de la peau, hypotension (abaissement de la tension artérielle), dépression cardiaque et ralentissement du rythme respiratoire.

MDA

Le MDA (méthylènedioxyamphétamine) est chimiquement apparenté à la mescaline et aux amphétamines (voir la section sur les amphétamines). Il est préparé sous forme de poudre brun clair ou blanche et parfois d'un liquide ambré. Le MDA est habituellement pris par voie orale, mais il peut aussi être inhalé ou injecté. La dose courante est de 120 mg et plus. On fait fréquemment passer d'autres drogues, comme le PCP, pour du MDA.

À faible dose, les effets se manifestent de 30 à 60 minutes après l'ingestion et persistent pendant environ huit heures. Les usagers signalent habituellement une sensation de bien-être accompagnée d'un sens tactile accru, d'une intensification des sentiments et d'un accroissement de la conscience de soi. Les doses plus élevées provoquent des effets analogues à ceux du LSD, y compris des hallucinations et des distorsions sensorielles. Les effets physiques sont similaires à ceux des amphétamines et comprennent une dilatation des pupilles, une élévation de la tension artérielle et une sécheresse du nez et de la gorge. Ces effets ne sont généralement pas très prononcés à faibles doses.

On observe parfois ultérieurement des effets négatifs, plus souvent sous forme d'épuisement physique marqué combiné à de l'anxiété, pouvant durer jusqu'à deux jours. À dose élevée, on a enregistré des troubles physiques graves nécessitant un traitement médical immédiat, ainsi que des accidents et des décès associés à la prise de MDA.

Substances moins courantes
PMA

Le PMA (paraméthoxyamphétamine) est une drogue peu courante et très toxique qui combine des propriétés hallucinogènes et des effets stimulants sur le système nerveux central. À l'état pur, la drogue est une poudre blanche, mais elle est apparue sous diverses formes en Ontario au milieu des années 1970, et a été à l'origine de plusieurs décès. Dans la rue, on fait souvent passer le PMA pour du MDA. Or, à des doses considérées inoffensives dans le cas du MDA, le PMA est extrêmement toxique en raison de l'élévation marquée de la tension artérielle, de la température du corps et du rythme cardiaque.

Le PMA a des effets hallucinogènes et stimulants plus prononcés que le MDA, parce qu'il est plus puissant. Physiquement, on constate en général une accélération importante du pouls et une élévation de la tension artérielle, une respiration haletante et difficile, une température corporelle élevée, des mouvements oculaires incontrôlés, des spasmes musculaires, des nausées et des vomissements. À dose élevée, le PMA provoque souvent des convulsions, le coma et même la mort.

STP (DOM)

Une autre drogue rencontrée peu souvent au cours des dernières années est le STP, appelé aussi DOM (4-méthyl-2,5-diméthoxyamphétamine), une substance chimiquement apparentée à la mescaline et aux amphétamines. Habituellement prise par voie orale, cette drogue est beaucoup plus puissante que la mescaline, mais moins que le LSD.

Physiquement, le LSD peut provoquer l'insomnie, une sécheresse de la bouche, des nausées, une vision brouillée, une transpiration abondante, des rougeurs et des tremblements. On peut également observer de l'épuisement, de la confusion, de la surexcitation, du délire et des convulsions. Des réactions graves («mauvais voyages») sont fréquentes et leurs effets peuvent durer de 16 à 24 heures. Bien qu'aucun décès attribuable directement au STP n'ait été signalé, les usagers qui ont des antécédents psychologiques peuvent présenter des réactions psychotiques prolongées.

203.

TMA

Le TMA (triméthoxyamphétamine) est aussi un hallucinogène rare sur le marché, mais on le fait quelque fois passer pour du MDA ou pour d'autres hallucinogènes. Hallucinogène aux propriétés stimulantes, le TMA se présente en général sous forme de poudre jaune ou beige, et il est plus puissant que la mescaline. Il peut être pris oralement ou injecté. Au bout d'environ deux heures, l'usager éprouve des sensations auditives et tactiles accrues et des hallucinations similaires à celles de la mescaline. Étant donné l'insuffisance des recherches, on ne peut pas déterminer les effets ultérieurs, les réactions secondaires, les risques de surdosage et de toxicomanie.

Noix de muscade

Le principe actif connu de la noix de muscade *(Myristica fragrans)*, l'élémicine, est étroitement apparenté à la mescaline et au TMA. La poudre des noix de muscade est ingérée ou parfois reniflée («sniffée»).

Des faibles doses peuvent produire une euphorie légère et brève, des étourdissements et une stimulation du système nerveux central. À dose plus forte, on observe une augmentation du rythme cardiaque, une soif excessive, de l'agitation, de l'anxiété, une panique aiguë, des vomissements et des hallucinations. Ces effets se manifestent lentement et durent plusieurs heures; ils peuvent être suivis de somnolence.

Même si elle est facile à obtenir, la noix de muscade n'est généralement utilisée qu'en l'absence d'autres hallucinogènes. Le retour à l'état normal après une ingestion de la noix de muscade est lent et s'accompagne parfois d'effets désagréables.

PCP

Le PCP (phencyclidine) a des propriétés anesthésiques et hallucinogènes. Il se présente souvent en morceaux ou en cristaux blancs ou colorés. On le rencontre également sous forme de poudre, de comprimés ou de capsules. Le PCP est habituellement fumé avec du tabac, de la marijuana ou du persil séché, mais il peut aussi être prisé, absorbé oralement ou injecté. La dose habituelle est de 2 à 10 mg. Cependant, la puissance des doses vendues «au détail» est beaucoup moins prévisible que celle de la plupart des autres drogues.

À faible dose, on observe les symptômes suivants : raideur musculaire et incoordination, troubles d'élocution, somnolence, confusion et engourdissement général des extrémités. Beaucoup d'usagers se sentent

204.

euphoriques. On peut également constater des nausées et des vomisse-ments, ainsi qu'une transpiration abondante, des rougeurs et une accéléra-tion du rythme cardiaque.

De fortes doses peuvent entraîner une anesthésie. On observe égale-ment une déformation de la perception et une sensation d'apathie, de détachement ou d'isolement. Un comportement anormal et violent est pos-sible. Dans certains cas, les effets peuvent durer entre 10 jours et deux semaines. Les doses élevées peuvent provoquer des décès associés aux effets secondaires graves (convulsions incontrôlables, dépression respira-toire, forte fièvre et élévation brutale de la tension artérielle provoquant des hémorragies crâniennes), ou aux accidents causés par les effets de la drogue sur le comportement. Chez les usagers invétérés, on constate par-fois des récurrences de sensations passées et des périodes d'anxiété pro-longées, une dépression grave ou des symptômes psychotiques.

Graines de datura stramoine

À dose élevée, les alcaloïdes de la belladone présents dans la graine de datura stramoine (*Datura stramonium*) peuvent provoquer des hallucina-tions. Ces alcaloïdes hallucinogènes se retrouvent en proportions diverses dans toutes les parties de la plante mais, en général, seuls les feuilles et les fruits sont consommés. Ces graines entraînent également une sécheresse marquée de la bouche, une dilatation des pupilles, une peau sèche et brûlante, une vision brouillée, une augmentation de la température du corps et du rythme cardiaque, de la constipation et des difficultés à uriner.

Source : Fondation de la recherche sur la toxicomanie (1991).

LES DROGUES À INHALER

Catégorie de drogues : sédatifs hypnotiques, anesthésiques

Vue d'ensemble

La plupart des drogues à inhaler courantes sont des solvants d'hydrocar-bures volatils dérivés du pétrole et du gaz naturel; les deux principales exceptions sont le nitrite d'amyle et l'oxyde nitreux. (Le terme «volatile» signifie que les hydrocarbures s'évaporent au contact de l'air et «solvants» fait référence à leur propriété, sous forme liquide, de dissoudre plusieurs autres substances.)

Les solvants d'hydrocarbures volatils ont de nombreux usages industriels, commerciaux et ménagers. On les trouve, par exemple, dans les nettoyants liquides (benzène, trichloroéthane), dans l'essence (benzène, toluène, xylène), dans les dissolvants de vernis à ongles (acétone), dans l'essence à briquet (naphta), dans les colles pour modèles réduits et les diluants à peinture (toluène, xylène), et dans la colle plastique (hexane). D'autres solvants courants sont utilisés pour les pointes de crayons feutre et les diluants de correcteur pour machine à écrire.

Certains hydrocarbures sont employés comme agents de propulsion d'aérosols tels que les désodorisants, les fixatifs à cheveux, les insecticides, la peinture et certains médicaments. Ils sont également utilisés comme anesthésiques.

L'usage abusif d'hydrocarbures volatils (aussi appelés «drogues à inhaler») n'est pas nouveau. Déjà au XIXe siècle, on inhalait couramment les vapeurs d'éther ou d'oxyde nitreux en Europe, en Grande-Bretagne et en Amérique du Nord. L'inhalation de colles pour modèles réduits et de dissolvants à vernis à ongles s'est surtout répandue dans les années soixante.

Lorsque les aérosols furent introduits sur le marché, ils contenaient des fluocarbures qui, lorsqu'ils étaient aspirés par le nez, ont entraîné de nombreux accidents mortels. En raison de l'usage abusif dont ils faisaient l'objet et des inquiétudes écologiques concernant la couche d'ozone qui entoure la terre, les fluocarbures ont été remplacés par les hydrocarbures. L'efficacité de ces mesures n'a pas encore été déterminée.

Effets

Les effets d'une drogue, quelle qu'elle soit, varient selon plusieurs facteurs :
- la quantité absorbée;
- l'expérience de l'usager avec la drogue;
- le mode d'administration;
- les circonstances entourant l'administration (le lieu, la stabilité psychologique et affective de l'usager, la présence d'autres personnes, l'absorption simultanée d'alcool ou d'autres drogues, etc.).

Les vapeurs inhalées des solvants ou des aérosols pénètrent directement dans le sang par les poumons et atteignent rapidement le cerveau et le foie,

206.

c'est-à-dire les organes les plus irrigués par la circulation sanguine. La plupart des hydorcarbures volatils sont liposolubles et donc absorbés rapidement par le système nerveux central. Leurs propriétés ont pour effet de ralentir la respiration et le rythme cardiaque.

Certains hydrocarbures sont métabolisés puis excrétés par les reins, mais la plupart sont éliminés sans être transformés, en particulier par les poumons. L'odeur des solvants peut donc être détectable dans l'haleine de l'usager plusieurs heures après l'inhalation. L'élimination complète des hydrocarbures volatils peut être assez lente car ils prennent un certain temps à se détacher des tissus adipeux avant de retourner dans la circulation sanguine.

Les *effets à court terme* apparaissent peu après l'inhalation et disparaissent en quelques heures. Après l'inhalation, l'individu éprouve une sensation d'euphorie caractérisée par la griserie, la gaieté, et des visions colorées. Elle peut également entraîner des nausées, une salivation abondante, des éternuements et des accès de toux, une perte de coordination musculaire, un ralentissement des réflexes et une sensibilité excessive à la lumière. Chez certains sujets, un sentiment d'invincibilité peut être à l'origine d'un comportement bizarre et téméraire. L'usage abusif de solvants a souvent été associé à des activités antisociales telles que la conduite dangereuse, le vandalisme et le vol.

Une inhalation profonde et répétée au cours d'une courte période peut provoquer une perte du contrôle de soi se traduisant par des hallucinations, des évanouissements ou des attaques.

Les effets d'une première inhalation rapide disparaissent au bout de quelques minutes. Cependant, un usager expérimenté peut prolonger les effets pendant 12 heures s'il aspire des doses plus concentrées de drogue à l'aide d'un sac en plastique, et s'il continue l'inhalation. En général, la plupart des effets disparaissent pendant l'heure qui suit l'inhalation, mais il est possible que les maux de tête et certains malaises persistent pendant plusieurs jours.

De nombreux décès ont été associés à l'usage abusif de drogues à inhaler. La mort subite par inhalation est habituellement le résultat d'une grave irrégularité cardiaque, et d'un arrêt du cœur, provoqués par un effort physique intense ou par un stress excessif après plusieurs inhalations profondes. Le décès par suffocation survient lorsque l'usager s'endort ou perd conscience après s'être appliqué un sac en plastique sur le nez et la bouche. Certaines morts accidentelles ont été attribuées aux comportements bizarres causées par l'inhalation de drogues à inhaler.

Les *effets à long terme* apparaissent après un usage répété et prolongé de la drogue, et comprennent des particularités physiques telles que la pâleur, la soif, la perte de poids, les saignements de nez, les rougeurs aux yeux et les lésions au nez et à la bouche. Certains solvants comme les hydrocarbures aromatiques (le benzène) peuvent nuire à la formation de globules rouges dans la moelle osseuse, alors que d'autres produits peuvent entraver le fonctionnement du foie et des reins. Bien que ces effets disparaissent généralement lorsque le sujet cesse d'utiliser la drogue, certains nettoyants liquides (trichloroéthane) et agents de propulsion des aérosols (fluorocarbures) causent des lésions permanentes au foie et aux reins. Une ingestion simultanée d'alcool peut aggraver les risques.

Parmi les effets fréquemment observés sur le comportement des usagers réguliers, on remarque : la confusion mentale, la fatigue, la dépression, l'irritabilité, l'hostilité et la paranoïa. On a également noté, chez les usagers habituels de toluène (présent dans la colle de contact), des signes de lésions cérébrales, dont plusieurs perturbations graves des fonctions mentales, la perte de coordination musculaire, et des tremblements. L'inhalation d'essence avec plomb peut provoquer un empoisonnement et perturber le comportement de l'usager.

Accoutumance et dépendance

L'usage régulier de solvants et d'aérosols crée une accoutumance qui nécessite une augmentation des doses pour obtenir les effets initiaux. Au bout d'un an, par exemple, un «inhaleur» régulier de colle risque d'avoir besoin de huit à dix tubes de colle, plutôt qu'un seul, pour obtenir les mêmes effets.

La *dépendance psychologique* à l'égard des solvants est assez courante et se traduit par un besoin compulsif de continuer à inhaler ces drogues. Les médecins signalent que les jeunes usagers de solvants comptent parmi les patients les plus difficiles à soigner et souvent les plus sujets aux rechutes.

La *dépendance physique* apparaît lorsque l'organisme s'est adapté à la présence de la drogue; des symptômes de sevrage se manifestent s'il en est brusquement privé. Certains usagers chroniques présentent des symptômes tels que frissons, hallucinations, maux de tête, douleurs abdominales, ou délirium tremens (D.T.). Cependant, l'intoxication est le plus souvent suivie par une brève période d'excitation caractérisée par l'irritabilité, l'agitation, et une augmentation du rythme cardiaque.

Drogues à inhaler et grossesse

On en connaît très peu sur les effets des drogues à inhaler pendant la grossesse et la croissance du fœtus. Cependant, les résultats d'études préliminaires effectuées sur des animaux semblent indiquer que l'inhalation de certains solvants pendant la grossesse peut accroître le risque de malformations congénitales.

Qui consomme des drogues à inhaler?

L'inhalation de solvants est habituellement une activité de groupe; chaque personne inhale la drogue dans son propre sac ou dans un tissu imbibé. La majorité des adeptes des solvants sont jeunes (entre 8 et 16 ans), mais plusieurs usagers invétérés approchent ou dépassent la vingtaine.

Selon une enquête réalisée en 1989 par la Fondation de la recherche sur la toxicomanie auprès d'élèves ontariens de la 7e à la 13e année, 1,9 pour 100 des répondants avaient inhalé de la colle et 3,1 pour 100 avaient inhalé d'autres solvants au moins une fois au cours de l'année précédente. Chez les élèves de 12 et 13 ans, les proportions étaient supérieures : 2,2 pour 100 avaient pris la colle et 4,7 pour 100 d'autres solvants.

La grande majorité de jeunes usagers utilisent les solvants à l'occasion ou de manière expérimentale. De façon générale, les usagers réguliers sont issus de familles pauvres, ont de mauvais résultats scolaires et ont tendance à sécher leurs cours, ou viennent de familles monoparentales ou de familles instables dont au moins un parent est alcoolique.

Les drogues à inhaler et la loi

La possession ainsi que l'usage de solvants et d'aérosols ne sont pas réglementés par les lois fédérales ni provinciales. Parmi les drogues propices aux abus, il existe très peu de produits aussi bon marché et accessibles. Ces substances sont couramment utilisées dans les foyers et dans les industries; c'est pourquoi il est difficile d'en contrôler l'usage de façon rigoureuse. L'Alberta et certains états américains ont adopté des lois qui limitent la vente des colles et qui stipulent que l'inhalation de solvants est illégale. Quelques fabricants et détaillants limitent volontairement l'accès à ces produits. De plus, on recommande fortement les interventions communautaires visant à réduire leur disponibilité et à offrir aux jeunes usagers un choix d'activités plus saines.

Source : Fondation de la recherche sur la toxicomanie (1991).

LES OPIOÏDES

Catégorie de drogue : Stupéfiants analgésiques

Vue d'ensemble

Les opioïdes comprennent les opiacés naturels, soit les drogues provenant du pavot à opium, et leurs dérivés synthétiques comme la mépéridine et la méthadone.

Les opiacés sont extraits du suc des capsules du pavot asiatique, le *Papaver somniferum*. Parmi les drogues tirées de ce suc, citons l'opium, la codéine et la morphine. D'autres drogues, telles que l'héroïne, sont dérivées de la morphine ou de la codéine.

Les opiacés sont employés depuis des siècles à des fins médicales et non médicales. Une teinture d'opium, le laudanum, est utilisée depuis le 16e siècle pour soulager les troubles nerveux, la toux ou la diarrhée.

C'est au début du 19e siècle que la morphine a été isolée sous forme pure permettant de réaliser des solutions. Avec l'apparition de la seringue hypodermique au milieu du 19e siècle, l'injection des solutions de morphine est devenue la méthode d'administration courante.

L'héroïne (diacétylmorphine) est apparue en 1898 et a donné de grands espoirs comme remède contre la dépendance à la morphine. Elle s'est révélée un meilleur analgésique et antitussif que la morphine, mais elle présente un risque supérieur de dépendance.

Sur les 20 alcaloïdes de l'opium, seules la codéine et la morphine restent largement utilisées à des fins médicales à l'heure actuelle. En outre, au 20e siècle, on a mis au point un grand nombre de nouvelles drogues synthétiques qui ont essentiellement les mêmes effets que les alcaloïdes naturels de l'opium.

Toutes les drogues synthétiques apparentées à l'opium telles que la mépéridine (Demerol) et la méthadone ont été mises au point à titre d'analgésiques sans potentiel de dépendance. Malheureusement, tous les opioïdes (y compris les dérivés naturels et synthétiques des opiacés) qui se révèlent efficaces comme analgésiques engendrent aussi la dépendance. (L'emploi de la majuscule indique qu'il s'agit d'une marque de commerce déposée.)

La recherche moderne a toutefois mené à la mise au point d'autres familles de drogues. Les antagonistes des narcotiques (p. ex., le chlorhydrate de naloxone) ne sont pas utilisés contre la douleur mais contre les effets des surdoses d'opiacés.

Un autre groupe de drogues possède des propriétés apparentées à la fois à la morphine et à la naloxone (p. ex., la pentazocine connue sous le nom de Talwin); elles sont parfois utilisées pour soulager la douleur car elles sont moins susceptibles d'induire une dépendance. Cependant, des abus de pentazocine en combinaison avec la tripélennamine antihistaminique (Pyribenzamine) ont souvent été signalés dans les années 1980, notamment dans plusieurs grandes villes des États-Unis. Cette combinaison était appelée «T's and blues» dans la culture de la rue. Cependant, la reformulation du produit Talwin à l'aide de la naloxone a apparemment diminué la consommation du «T's and blues».

Présentation

L'opium se présente en morceaux bruns foncés ou sous forme de poudre. Il est pris par voie orale ou fumé. L'héroïne se présente habituellement comme une poudre blanche ou brunâtre que l'on injecte après dissolution dans de l'eau. La plupart des préparations d'héroïne vendues «au détail» ne contiennent qu'une faible quantité de drogue et sont coupées avec du sucre, de la quinine ou d'autres drogues ou substances. D'autres opiacés analgésiques sont vendus sous diverses formes : capsules, comprimés, sirops, élixirs, solutions et suppositoires. En général, les usagers de la rue s'injectent les solutions d'opiacés sous la peau ou directement dans une veine ou un muscle. Ces drogues peuvent aussi être aspirées par le nez ou administrées par voie orale ou rectale.

Effets

Les effets d'une drogue, quelle qu'elle soit, varient selon plusieurs facteurs :
- la quantité absorbée;
- l'expérience de l'usager avec la drogue;
- le mode d'administration;
- les circonstances entourant l'administration (le lieu, la stabilité psychologique et affective de l'usager, la présence d'autres personnes, l'absorption simultanée d'alcool ou d'autres drogues, etc.).

Les *effets à court terme* apparaissent rapidement après une simple dose et disparaissent au bout de quelques heures ou de quelques jours. Les opioïdes stimulent brièvement les centres supérieurs du cerveau puis ralentissent l'activité du système nerveux central. Immédiatement après une injection d'opioïdes dans une veine, l'usager ressent une montée de plaisir qui fait place à un état soutenu de béatitude que ni la faim, ni la douleur, ni les besoins sexuels ne peuvent généralement troubler.

211.

La dose requise pour atteindre cet état peut, au début, provoquer de l'agitation, des nausées et des vomissements. À dose modérément forte, le corps devient plus chaud, les extrémités sont lourdes et la bouche est sèche. Bientôt, l'usager passe par des états d'éveil et de somnolence durant lesquels le monde n'existe plus.

Plus on augmente la dose, plus la respiration a tendance à ralentir. À très fortes doses, l'usager reste dans un état de torpeur permanent, ses pupilles sont contractées en «tête d'épingle», la peau est froide, moite et bleuâtre, et il y a risque de dépression respiratoire profonde pouvant aboutir à la mort. Le risque de surdose est particulièrement élevé dans le cas des drogues vendues dans la rue, car la pureté ne peut pas être évaluée avec exactitude.

Dans un cadre clinique, les effets d'une dose normale de morphine durent trois à quatre heures. Même si le malade continue à ressentir de la douleur, sa réaction est moins prononcée et il se trouve dans un état de contentement dû à la sensation de détachement émotionnel provoqué par la drogue.

Les *effets à long terme* se manifestent après un usage répété et prolongé. Les usagers invétérés des opiacés peuvent souffrir d'endocardite, une infection de la membrane interne et des valves du coeur par des organismes introduits dans le corps lors d'une injection de drogue sans stérilisation.

Les personnes qui partagent des aiguilles courent un risque élevé d'infection par le virus d'immuno-déficience humaine (VIH), associé au syndrome d'immuno-déficience acquise (sida). Les infections attribuables aux injections faites au moyen d'aiguilles non stérilisées peuvent provoquer des abcès, de la cellulite, des maladies du foie et même des lésions cérébrales. Le tétanos est fréquent chez les usagers qui procèdent depuis longtemps par injections sous-cutanées. On attribue également des complications pulmonaires, y compris divers types de pneumonie, au style de vie et aux effets dépresseurs des opiacés sur la respiration.

Accoutumance et dépendance

L'usage régulier des opioïdes crée une accoutumance et nécessite une augmentation des doses pour obtenir les mêmes effets.

Les usagers chroniques peuvent également acquérir une dépendance psychologique et physique envers les opioïdes.

Il y a *dépendance psychologique* lorsque toute la vie du sujet, tant mentale qu'affective et sociale, est axée sur une drogue qui fait l'objet d'un besoin irrésistible ou d'un désir obsédant.

212.

Quand il y a *dépendance physique*, l'organisme s'est adapté à la présence de la drogue, et des symptômes de sevrage apparaissent s'il en est brusquement privé. Certains usagers ne prennent de l'héroïne qu'occasionnellement et évitent la dépendance physique.

Les symptômes de sevrage, qui peuvent se manifester quelques heures seulement après la dernière administration d'opioïdes, comprennent : malaise général, bâillements, larmes, diarrhée, douleurs abdominales, chair de poule et nez qui coule. Ces symptômes sont accompagnés d'un désir obsédant de drogue.

Les réactions de sevrage les plus intenses surviennent entre 48 et 72 heures après la dernière dose et disparaissent au bout d'une semaine. Parfois, certaines fonctions de l'organisme prennent jusqu'à six mois avant de redevenir normales. Il est arrivé que l'arrêt brutal de la drogue provoque la mort d'usagers extrêmement dépendants ou en mauvaise santé. Toutefois, dans le cas des opioïdes, le sevrage est beaucoup moins dangereux que celui de l'alcool et des barbituriques.

Opioïdes et grossesse

Chez les femmes dépendantes des opioïdes, des complications peuvent survenir lors de la grossesse et de l'accouchement. Parmi les problèmes médicaux les plus courants, citons l'anémie, les maladies cardiaques, le diabète, la pneumonie et l'hépatite. Ces femmes présentent aussi un taux anormalement élevé d'avortements spontanés, d'enfants qui se présentent par le siège, de césariennes et d'enfants prématurés. Le sevrage des opioïdes est également lié à une fréquence élevée d'enfants morts-nés.

Les bébés des femmes héroïnomanes sont plus petits que la moyenne et sont souvent atteints d'infections aiguës. La plupart présentent des symptômes de sevrage d'intensité et de durée variables. Le taux de mortalité chez ces bébés est supérieur à la moyenne.

Qui consomme des opioïdes?

Les opiacés et leurs substituts synthétiques qui, aux yeux de la loi, sont des stupéfiants, sont utilisés par la médecine moderne pour soulager les douleurs aiguës dues à des maladies, des opérations chirurgicales ou des blessures, pour soigner certaines formes de défaillance cardiaque grave et pour lutter, dans les cas modérés ou graves, contre la toux et la diarrhée. Ils ne sont pas recommandés pour le soulagement de la douleur chronique car leur usage répété à long terme peut entraîner la dépendance et des effets secondaires comme la constipation et les sautes d'humeur. Toutefois, on les utilise pour

213.

rendre moins pénibles les derniers stades des maladies mortelles comme le cancer, où le problème de la dépendance ne se pose pas.

Une faible proportion des personnes auxquelles on a prescrit des opioïdes dans le cadre d'un traitement médical deviennent dépendantes. Même l'absorption excessive et à mauvais escient de produits à base de codéine vendus au comptoir peut créer une dépendance. Dans ces cas, il faut demander l'avis du médecin avant d'arrêter la drogue à cause des symptômes de sevrage qui peuvent se produire. Les membres des professions médicales ou connexes qui ont facilement accès aux opioïdes développent parfois une dépendance.

La majeure partie de l'usage non médical tombe cependant dans la catégorie du trafic de rue. À l'heure actuelle, c'est l'héroïne qui est la plus populaire de ces drogues. Les héroïnomanes ont aussi tendance à recourir à des doses élevées d'autres drogues psychotropes comme l'alcool, la cocaïne, certains sédatifs hypnotiques et tranquillisants.

Ces dernières années, des opioïdes synthétiques, tels que l'hydrocodone, l'hydromorphone, l'oxycodone et la mépéridine sont utilisés de façon croissante. Les usagers exercent souvent de fortes pressions sur les médecins pour qu'ils leur prescrivent leur opioïde préféré. Par ailleurs, ces opioïdes sont souvent volés dans les pharmacies et vendus dans la rue. De nos jours, l'usage non médical d'autres médicaments à base d'opioïdes tels que le Percodan, le Dilaudid et le Novahistex DH est courant.

Les opioïdes et la loi

La *Loi fédérale sur les stupéfiants* régit la possession et la distribution de tous les opioïdes. La loi autorise, à titre individuel, les médecins, dentistes, pharmaciens et vétérinaires, ainsi que les hôpitaux à conserver des provisions d'opioïdes. Le public doit se procurer ces drogues auprès des sources autorisées.

La loi permet aussi la prescription de méthadone pour traiter les sujets ayant acquis une dépendance envers les opioïdes. Mais cette permission n'est accordée qu'à des médecins munis d'une autorisation spéciale et l'usage est régi par des directives précises.

La déclaration sommaire de culpabilité à la suite d'une première infraction pour possession d'opioïdes entraîne au maximum une amende de 1 000 $ et six mois d'emprisonnement. Le récidiviste est passible au maximum d'une amende de 2 000 $ et de 12 mois d'emprisonnement. En cas de déclaration de culpabilité, la possession d'opioïdes entraîne une peine maximale de sept années d'emprisonnement.

L'importation, l'exportation, le trafic et la possession en vue du trafic sont toutes des infractions entraînant une peine maximale d'emprisonnement à perpétuité. La culture de l'opium est aussi un acte criminel entraînant une peine maximale de sept années d'emprisonnement.

Il est illégal d'obtenir une ordonnance pour des opioïdes ou tout autre «stupéfiant» d'un professionnel de la santé en omettant de l'informer qu'un autre praticien a déjà établi une prescription semblable dans les 30 jours précédents.

Source : Fondation de la recherche sur la toxicomanie (1991).

LE TABAC

Catégorie de drogue : stimulant du système nerveux central

Vue d'ensemble

À l'heure actuelle, le tabagisme est considéré comme le plus important problème de santé publique au Canada. Bien que le nombre de fumeurs diminue constamment, quelque 6 millions de Canadiens fument encore. Chaque année, au moins 35 000 personnes meurent prématurément de causes liées au tabac. Ce nombre est supérieur au total annuel combiné des décès causés par l'abus de drogues, le sida, les meurtres, les suicides et les accidents de la route. Une proportion de 28 pour 100 des Canadiens âgés de 15 ans et plus fument régulièrement (31 pour 100 d'hommes et 26 pour 100 de femmes). Les fumeurs canadiens consomment de 20 à 25 cigarettes par jour, ce qui les place parmi les plus grands fumeurs du monde.

Les composantes de la fumée du tabac

La fumée du tabac est composée de milliers de substances, dont les principales sont la nicotine, le goudron et le monoxyde de carbone. La dépendance au tabac est engendrée par la nicotine, tandis que le goudron cause diverses formes de cancer et de troubles respiratoires, et le monoxyde de carbone provoque des maladies cardiaques.

La nicotine est une substance puissante qui modifie l'humeur et qui atteint rapidement le cerveau lorsqu'une personne fume une cigarette. La nicotine est aussi extrêmement toxique. Une dose d'environ 30 mg peut être mortelle. La cigarette canadienne moyenne renferme de 15 à 20 mg de nicotine mais seulement une partie de cette quantité est aborbée par le fumeur. Les fabricants canadiens de cigarettes déclarent que, selon des tests effectués à l'aide d'une machine à fumer standard, la teneur en nicotine varie entre moins de 0,1 mg et 1,2 mg par cigarette. Cette variation est attribuable surtout à la construction des cigarettes et à l'efficacité des filtres.

Les fumeurs peuvent cependant contrôler considérablement la quantité de nicotine absorbée en modifiant la manière dont ils fument. En effet, avaler la fumée en prenant de longues et profondes inhalations, fumer une cigarette en prenant de nombreuses bouffées ou en la fumant jusqu'au bout filtre ou encore bloquer la circulation d'air dans le filtre d'une cigarette à faible teneur en goudron sont des pratiques qui peuvent faire monter la teneur en nicotine à un niveau bien supérieur aux chiffres mentionnés ci-dessus.

Le *goudron* n'est pas un ingrédient simple. C'est une substance foncée et collante composée de centaines de produits chimiques, y compris des poisons et des substances cancérigènes. La teneur standard en goudron des cigarettes canadiennes varie entre moins de 1 mg à 18 mg par cigarette. Comme pour la nicotine, la façon de fumer une cigarette peut en accroître la teneur en goudron.

Le *monoxyde de carbone* (CO), poison émis par les moteurs de véhicules automobiles, se dégage également du tabac qui brûle. Le CO de la fumée remplace l'oxygène dans les globules rouges du sang, formant ainsi la carboxyhémoglobine (COHb). Tandis que la nicotine oblige le cœur à travailler davantage, le COHb le prive de l'oxygène supplémentaire dont il a besoin pour faire cet effort.

La fumée de cigarette renferme d'autres produits chimiques, notamment des acides, du glycérol, du glycol, des alcools, des aldéhydes, des cétones, des hydrocarbures aliphatiques et aromatiques, des gaz corrosifs tels que le cyanure d'hydrogène et l'oxyde nitrique ainsi qu'une quantité très importante de monoxyde de carbone. Les maladies cardiaques et circulatoires, divers cancers (dont le cancer du poumon) ainsi que l'emphysème et la bronchite chronique ont tous un lien reconnu avec certaines de ces substances.

Effets du tabac

Le tabac a pour effets immédiats d'accélérer considérablement le rythme cardiaque et de provoquer une baisse de la température cutanée. Le rythme respiratoire augmente lui aussi. Chez les fumeurs débutants, le tabac peut causer la diarrhée et des vomissements. Même si, en réalité, le tabac a pour effet de stimuler le système nerveux central, les fumeurs ressentent habituellement une sensation de détente.

216.

Les effets à long terme du tabac touchent surtout les systèmes bronchopulmonaire et cardiovasculaire. Le tabagisme est la cause principale du cancer du poumon (90 pour 100 de toutes les personnes atteintes du cancer du poumon sont des fumeurs). D'autres substances, notamment les carcinogènes industriels comme l'amiante, peuvent aussi provoquer ces maladies, surtout chez les fumeurs. Le fumeur moyen est 10 fois plus susceptible que le non-fumeur de développer un cancer du poumon.

On estime que le tabagisme est la cause de 30 pour 100 de tous les décès dûs au cancer. Il est également associé au cancer de la bouche, de la gorge, du côlon, du pancréas, de la vessie, du rein, de l'estomac et du col de l'utérus. En outre, 75 pour 100 des cas de bronchite chronique et 8 pour 100 des cas d'emphysème sont liés à l'usage du tabac.

Le tabac affecte aussi le système digestif. Les ulcères gastriques et duodénaux sont deux fois plus communs et deux fois plus susceptibles de causer la mort chez les fumeurs que chez les non-fumeurs. Les blessures cutanées guérissent moins rapidement chez les fumeurs, entre autres parce que l'usage du tabac prive le corps de vitamine C. Enfin, le système immunitaire des fumeurs est souvent moins efficace que celui des non-fumeurs.

Une proportion de 25 à 30 pour 100 de toutes les maladies cardiovasculaires sont liées au tabagisme. Le taux de maladies coronariennes est 70 pour 100 plus élevé chez les fumeurs que chez les non-fumeurs (c'est la cause première des décès attribués au tabagisme). Le risque de crises cardiaques est près de deux fois plus élevé chez les fumeurs et le risque d'accidents cérébrovasculaires cinq fois plus élevé.

Les effets néfastes du tabac sont souvent amplifiés par d'autres facteurs : par exemple, le tabagisme combiné avec l'usage massif d'autres drogues comme l'alcool accroît le risque d'apparition de cancers liés au tabac, et d'autres maladies cardiaques et circulatoires.

Les femmes et le tabac

L'usage du tabac pendant la grossesse accroît le risque d'accoucher d'un enfant mort-né ou de poids inférieur à la normale. Les naissances prématurées, les fausses-couches et le syndrome de mort subite du nourrisson sont également plus courants. En outre, les femmes qui fument peuvent avoir une fertilité réduite, des troubles menstruels et une ménopause précoce, en plus de présenter un risque accru de cancer du col de l'utérus.

Les plus vulnérables sont les fumeuses qui prennent la pilule contraceptive, surtout celles de 30 ans et plus. Le risque d'accidents cérébrovasculaires est 39 fois plus élevé dans ce groupe d'âge que chez les non-fumeuses qui ne prennent pas la pilule contraceptive. Le risque de maladies circulatoires est également supérieur chez les fumeuses.

Dépendance à la nicotine

L'usage de tabac peut mener à une dépendance physique et psychologique à la nicotine, surtout parmi les fumeurs de cigarettes. Dans son rapport de 1988, le Chef des services de santé des États-Unis affirmait que la cigarette et les autres formes de tabagisme créent une dépendance aussi puissante que l'héroïne et la cocaïne.

Les personnes qui présentent une dépendance physique au tabac éprouvent des symptômes de sevrage lorsqu'elles cessent de fumer. Ces symptômes se traduisent par l'irritabilité, l'angoisse, des maux de tête, des troubles du sommeil (insomnie ou somnolence), de la difficulté à se concentrer, une baisse du rythme cardiaque, un appétit accru ainsi qu'une très forte envie de nicotine. Les symptômes peuvent durer de quelques jours à quelques semaines. Cependant, le goût de la cigarette et la rechute peuvent se manifester des mois après que le fumeur a abandonné la cigarette. Ce phénomène indique que la dépendance à la nicotine (comme à toute autre drogue) est une dépendance physique à laquelle s'ajoutent d'autres facteurs. L'usage de la cigarette peut devenir un réflexe conditionné provoqué par des événements ou par des états émotifs.

Arrêter de fumer

Bien que la majorité des fumeurs désirent réduire ou arrêter leur usage du tabac, leurs tentatives échouent fréquemment. Dans son rapport publié en 1988, le Chef des services de santé des États-Unis rapporte qu'au moins 60 pour 100 des fumeurs de tabac ont essayé d'arrêter de fumer à un moment ou un autre de leur existence. Pourtant, il est possible d'arrêter de fumer puisque la plupart des fumeurs abandonnent la cigarette plus tard dans leur vie. Un proportion de 20 pour 100 des personnes qui cessent de fumer réussissent au premier essai, mais la majorité des gens renoncent définitivement à la cigarette après plusieurs tentatives.

Les personnes qui cessent de fumer ont une santé aussi bonne que les non-fumeurs au bout de quelques années, surtout si elles arrêtent lorsqu'elles sont jeunes. Le risque de maladies cardiaques diminue aussitôt. Le risque de cancer du poumon décroît plus graduellement. Certaines maladies pulmonaires ne sont pas complètement réversibles, mais le fait d'arrêter de fumer s'avère très bénéfique même aux personnes plus âgées qui ont fumé toute leur vie.

Il n'y a pas de recette miracle pour arrêter de fumer. Aussi, il est utile de se donner une raison personnelle pour cesser de fumer. Pour moins s'exposer aux produits de la fumée, certaines personnes préfèrent diminuer leur consommation de cigarettes ou adopter une marque à faible émission plutôt que d'arrêter de fumer complètement. Toutefois, cette méthode n'a pas toujours les avantages escomptés, car beaucoup de gens modifient tout simplement la manière dont ils fument et prennent, par exemple, des bouffées plus nombreuses ou plus longues. Les symptômes de sevrage disparaissent plus rapidement chez les personnes qui arrêtent d'un coup sec que chez celles qui diminuent graduellement leur consommation de tabac.

La plupart des gens cessent de fumer de leur propre chef, parfois avec l'aide de livres, de brochures, de guides ou de vidéos. Certains préfèrent le soutien d'un groupe ou les conseils professionnels d'un médecin, d'une clinique anti-tabagisme ou d'un organisme de santé local. Pour cesser de fumer, il n'y a pas de méthode unique qui convienne à tout le monde; il peut être nécessaire d'en essayer plusieurs.

La gomme à mâcher Nicorette, produit sur ordonnance qui renferme de la nicotine, aide certaines personnes (surtout celles qui sont très dépendantes de la nicotine) à mieux tolérer les symptômes du sevrage. Les autres produits anti-tabac vendus sans ordonnance n'ont pas d'efficacité scientifiquement prouvée.

De nombreux fumeurs craignent d'engraisser s'ils arrêtent de fumer. Selon les recherches, beaucoup de personnes qui cessent de fumer prennent effectivement du poids, mais quelques kilogrammes seulement. Cette augmentation de poids peut d'ailleurs être minimisée en faisant de l'exercice et en mangeant des aliments faibles en gras.

Qui sont les fumeurs?

Si, autrefois, les hommes étaient beaucoup plus nombreux que les femmes à fumer, le nombre des fumeurs des deux sexes est presque comparable depuis quelques années. De 1966 à 1986, la proportion de fumeurs chez les hommes est tombée de 54 à 31 pour 100. Chez les femmes, la proportion de fumeuses, qui était moins élevée au départ, a accusé une baisse moins importante, passant de 32 à 26 pour 100 au cours de la même période. De nos jours, environ 28 pour 100 des Canadiens âgés de plus de 15 ans fument la cigarette. Le nombre des fumeurs est beaucoup moins élevé chez les adolescents que chez les adultes.

Les gens dont les parents, la famille et les amis sont fumeurs, sont plus portés à fumer. Les jeunes qui abandonnent leurs études secondaires ont plus de chances de devenir fumeurs que les personnes plus instruites. Le tabagisme

219.

est également lié à la profession. Le nombre de fumeurs est moins élevé parmi les cadres et les professionnels que parmi les cols blancs. L'usage quotidien de la cigarette est également plus répandu chez les cols bleus et les chômeurs.

Le tabac et la loi

Au Canada, toute personne âgée de moins de 16 ans qui achète du tabac ou se trouve en possession de tabac commet une infraction fédérale à la *Loi sur la répression de l'usage du tabac chez les adolescents*. La peine maximale prévue pour la première infraction est une réprimande et pour la deuxième infraction, une amende de 1 $. La loi fédérale interdit également la vente ou la fourniture de produits du tabac aux personnes qui n'ont pas encore 16 ans.

En 1988, le Parlement a adopté deux lois concernant le tabac. L'une d'elles limite considérablement la publicité sur le tabac, tandis que l'autre restreint sévèrement l'usage du tabac dans les lieux de travail et les transports fédéraux. L'Ontario a également promulgué une loi qui limite l'usage du tabac à des endroits désignés seulement. En vertu de la *Loi sur la protection de la jeunesse de l'Ontario*, la vente ou la fourniture de tabac, sous quelque forme que ce soit, à des personnes âgées de moins de 18 ans constitue une infraction provinciale (sauf si les jeunes achètent du tabac pour leurs parents ou leurs tuteurs et qu'ils présentent une demande écrite rédigée par ces derniers). La peine maximale prévue pour cette infraction est une amende de 500 $. Les sociétés ou compagnies sont passibles d'une amende maximale de 25 000 $.

Usage du tabac dans des endroits publics

Les études ont démontré que l'exposition à un milieu saturé de fumée peut nuire à la santé des non-fumeurs. Par conséquent, certaines municipalités ont adopté des règlements interdisant l'usage du tabac dans les endroit publics. Ces études indiquent que l'exposition à la fumée du tabac accroît le risque de cancer du poumon chez les non-fumeurs en bonne santé. Le «tabagisme passif» (fumée indirecte) peut aussi causer des maladies cardiaques.

La fumée indirecte pose un réel danger aux enfants et aux personnes souffrant d'allergies et de maladies cardiaques ou pulmonaires. Les infections de l'oreille, la toux, les rhumes, la pneumonie et la bronchite sont deux fois plus fréquents au cours de la première année de vie des nourrissons dont les parents fument à la maison.

Source : Fondation de la recherche sur la toxicomanie (1991).

Sources de renseignements complémentaires

ORGANISMES NATIONAUX

Centre canadien de lutte contre l'alcoolisme et les toxicomanies (CCLAT)
75 rue Albert, bureau 300
Ottawa ON K1P 5E7   Tél. : (613) 235-4048

Syndrome d'alcoolisme fœtal (SAF)   Tél. : 1-800-559-4515
Service de renseignements   Téléc. : (613) 235-8101

Cet organisme sensibilise la population aux problèmes reliés à l'alcoolisme et aux toxicomanies et encourage sa participation en vue de réduire les méfaits causés par l'usage des drogues. Il apporte son appui et son aide aux organismes engagés dans le traitement de l'alcoolisme et la toxicomanie, et dans la prévention et l'éducation en la matière.

Centre national de documentation sur les toxicomanies
75 rue Albert, bureau 300
Ottawa ON K1P 5E7

Publications   Tél. : 1-800-214-4788

Cet organisme recueille et distribue, à l'échelle nationale et internationale, de l'information sur l'alcoolisme et les toxicomanies.

Conseil canadien sur le tabagisme et la santé (CCTS)
170 avenue Laurier ouest, bureau 100   Tél. : (613) 567-3050
Ottawa ON K1P 5V5   Téléc. : (613) 567-5695

Cet organisme recueille et distribue de l'information sur le tabagisme.

ORGANISMES PROVINCIAUX

TERRE-NEUVE
Department of Health
Drug Dependency Services
C.P. 8700   Tél. : (709) 729-0623
St. John's, NF A1B 4J6   Téléc. : (709) 729-5824

Bibliothèque :
Southcott Hall, 8ᵉ étage   Tél. : (709) 729-0732
chemin Forest, C.P. 8700   Téléc. : (709) 738-4920

NOUVELLE-ÉCOSSE
Drug Dependency Services
Camp Hill Medical Centre
2ᵉ étage 2 Sud
1763 rue Robie   Tél. : (902) 424-5623
Halifax, NS B3H 3G2   Téléc. : (902) 424-0627

ÎLE-DU-PRINCE-ÉDOUARD
P.E.I. Addiction Services
65 avenue McGill
C.P. 2000   Tél. : (902) 368-4120
PEI C1A 7N8   Téléc. : (902) 368-6229

NOUVEAU-BRUNSWICK
Ministère de la Santé et des Services communautaires
Carleton Place,
Case postale 5100
520 rue King   Tél. : (506) 457-4983
Frédéricton NB E3B 5G8   Téléc. : (506) 453-2726

Bibliothèque   Tél. : (506) 453-3715

QUÉBEC
L'association des intervenants en toxicomanie du Québec (AITQ)
2033 boulevard Saint-Joseph est   Tél. : (514) 523-1196
Montréal QC H2H 1E5   Téléc. : (514) 523-5349

222.

Centre québécois de documentation en toxicomanie (CQDT)
Domrémy-Montréal
15693 boulevard Gouin ouest   Tél. : (514) 626-0220
Sainte-Geneviève QC H9H 1C3   Téléc. : (514) 626-7757

Comité permanent de lutte à la toxicomanie
666 rue Sherbrooke ouest, bureau 1201   Tél. : (514) 849-9455
Montréal QC H3A 1E7   Téléc. : (514) 849-9401

ONTARIO

Fondation de la recherche sur la toxicomanie (ARF)
33 rue Russell   Tél. : 1-800-463-6273
Toronto ON M5S 2S1   (416) 595-6000

Bibliothèque   Tél. : (416) 595-6144
                                                Téléc. : (416) 595-6036

Centre de renseignements   Tél. : (416) 595-6111

Drogue et alcool - Répertoire des
traitements (DART)   Tél. : 1-800-565-8603

Bureau pour la santé des femmes
Ministère de la santé
5700 rue Yonge
Mezzanine   Tél. : (416) 314-8270
North York ON M2M 4K5   Téléc. : (416) 314-8275

MANITOBA

Fondation manitobaine de lutte contre la toxicomanie
1031 avenue Portage   Tél. : (204) 944-6200
Winnipeg MN R3G 0R8   Téléc. : (204) 772-0225

Bibliothèque   Tél. : (204) 944-6233

Fondation manitobaine de lutte contre la toxicomanie
Women's and Family Services
586 avenue River   Tél. : (204) 944-6229
Winnipeg MN R3L 0E8   Téléc. : (204) 284-5520

223.

SASKATCHEWAN
Saskatchewan Health
Programs Branch
3475 rue Albert   (SK seulement) Tél. : 1-800-667-7766
Regina SK S4S 6X6   (306) 787-8800

Resource Centre   Tél. : (306) 787-8188
                                             Téléc. : (306) 787-3237

ALBERTA
**Commission albertaine contre l'alcool et les toxicomanies
(AADAC)**
10909 avenue Jasper, 2ᵉ étage   Tél. : (403) 427-0116
Edmonton AB T5J 3M9   Téléc. : (403) 422-5237

Bibliothèque   Tél. : (403) 427-7303

COLOMBIE-BRITANNIQUE
Alcohol & Drug Services
Adult Clinical and Addiction Services Branch
Ministry of Health & Ministry Responsible for Seniors
1810 rue Blanshard, 3ᵉ étage   Tél. : (604) 952-0800
Victoria   BC V8T 4J1   Téléc. : (604) 952-0808

B.C. Prevention Resource Centre
96 East Broadway   (C.-B. seul.) Tél. : 1-800-663-1880
bureau 211   Tél. : (604) 874-8452
Vancouver BC V5T 4N9   Téléc. : (604) 874-9348

YUKON
Alcohol & Drug Services
C.P. 2703   Tél. : (403) 667-5777
Whitehorse YT Y1A 2C6   Téléc. : (403) 667-3498

Bibliothèque   Tél. : (403) 667-5919

Adresse postale :
201, 303 Jarvis
Whitehorse YT Y1A 2H3

TERRITOIRES DU NORD-OUEST
Community Heath Program
Department of Health & Social Services
Government of Northwest Territories
Case 320   Tél. : (403) 920-3367
Yellowknife NT X1A 2L9   Téléc. : (403) 873-7706

AUTRES RESSOURCES

Il suffit de composer le 1-800-463-6273 pour rejoindre INFO-ARF, la Ligne d'information sur la drogue et l'alcool de la Fondation de la recherche sur la toxicomanie et obtenir la liste de diverses ressources (livres, manuels, vidéos) sur l'usage d'alcool et de drogues chez les femmes.

Vous pouvez également communiquer avec le gouvernement de votre province pour obtenir la liste des ressources et organismes de votre province.

www.ingramcontent.com/pod-product-compliance
Lightning Source LLC
Chambersburg PA
CBHW080047280326
41934CB00014B/3245